Neonatal Lung Ultrasonography

新生儿肺脏疾病超声诊断学

刘 敬 曹海英 程秀永 著

河南科学技术出版社

·郑州·

声 明

在我们已经发表的有关新生儿肺脏超声的论文、本专著及以后相关研究报告中，如有前后不一致，甚至矛盾之处，均以最新出版者为准，特此声明。

作者

图书在版编目（CIP）数据

新生儿肺脏疾病超声诊断学/刘敬，曹海英，程秀永著．—郑州：河南科学技术出版社，2013.10（2017.8 重印）

ISBN 978-7-5349-6785-6

Ⅰ.①新… Ⅱ.①刘… ②曹… ③程… Ⅲ.①新生儿疾病-肺疾病-超声波诊断 Ⅳ.①R563.04

中国版本图书馆 CIP 数据核字（2013）第 295099 号

出版发行：河南科学技术出版社

地址：郑州市经五路 66 号　　邮编：450002

电话：（0371）65737028　65788870

网址：www.hnstp.cn

策划编辑：马艳茹

责任编辑：任燕利　马晓薇

责任校对：郭　莉

封面设计：张　伟

版式设计：栾亚平

责任印制：朱　飞

印　　刷：郑州环发印务有限公司

经　　销：全国新华书店

幅面尺寸：185 mm×260 mm　印张：8.25　字数：183 千字

版　　次：2013 年 10 月第 1 版　2017 年 8 月第 2 次印刷

定　　价：80.00 元

前　言

长期以来，医学界对肺脏疾病的诊断主要依赖于胸部X线检查。由于肺泡内充满气体，超声波在遇到气体时会发生全反射，因此，对肺脏疾病的诊断一直被认为是超声检查的“禁区”。但近年来，这一“禁区”已逐渐被打破，而且技术日益成熟，超声诊断肺部疾病已成为一种重要的检查和治疗效果监测手段，逐渐被临床医师所接受和认可。很多过去主要依赖于胸部X线检查而诊断的肺部疾病，现在借助于超声检查均可很容易做出诊断。肺脏超声为新生儿肺脏疾病的诊断与鉴别诊断开辟了一个崭新的领域，希望本书的出版能够对推动肺脏超声在我国新生儿领域内的开展和应用有所帮助。

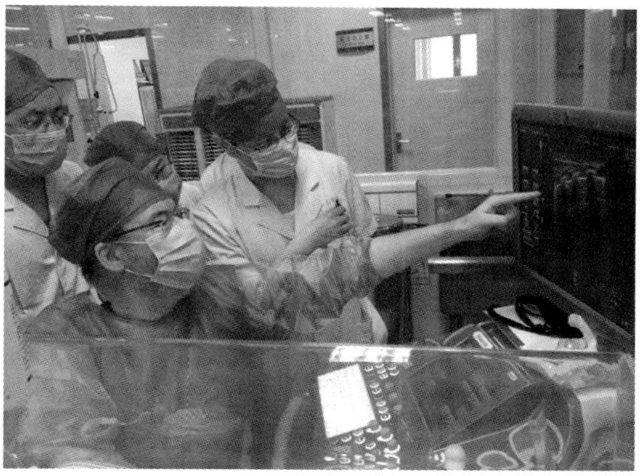

奥地利Graz医科大学的Sorantin Erich教授是我们开展新生儿肺脏超声的启蒙老师。他是欧洲儿童放射学领域的权威专家，具有丰富的经验和极高的造诣，曾多次应邀到我院进行床旁超声教学和指导，修正了我们的一些错误认识或观念，为我们开展新生儿肺脏超声检查的准确性和可靠性方面提供了技术保障。此次Sorantin Erich教授欣然为本书作序，使本书增色不少，在本书出版之际，我们谨对Sorantin Erich教授的无私帮助与指导表示衷心感谢！

本书结合国内外最新研究成果，对书中涉及的各种新生儿肺病的病因、病理生理、临床特点及诊断与治疗等均给予了适当介绍。因此，本书不但适合超声科医师也适合新生儿科和围产医学专业医师的阅读，尤其对那些希望亲自开展新生儿肺脏超声检查的新生儿专业医师会更有裨益。超声检查具有诸多优点，如简便、准确、可靠、可在床边开展、可以随时检测、便于动态观察，尤其重要的是不但可以及时做出诊断，而且可以使被检查者、同病室其他患儿及医务人员免遭射线损伤，尤其值得在新生儿监护病房内广泛开展。不仅如此，肺脏超声检查还改变了我们对疾病的传统认识，甚至纠正了我们的某些不正确的观点。

新生儿肺脏超声诊断较为简单易学，有超声诊断仪的单位，经过适当培训与学习均可开展。本书对肺的发育与解剖、新生儿肺脏超声的基础、肺脏超声的检查方法及新生儿常见肺脏疾病（如呼吸窘迫综合征、暂时性呼吸增快症、胎粪吸入综合征、感染性肺炎、肺不张等）的超声影像学特点进行了比较详细的介绍。其中，将新生儿肺不张列为单独的章节予以介绍，在专业参考书中尚属首次。书中对每种疾病均配有适量插图，其中多数插图均有详细的病史介绍和说明，有利于读者理解和自学。对于一些需在实时超声下才能清楚显示的动态特征，提供了相应的动态图谱，读者点击相关链接即可实时查看。由于先天性肺发育不良或畸形较为少见，超声不是其诊断的主要手段且诊断技术尚不够成熟，故本书对此未做介绍。

美国加州大学圣地亚哥分校的吴哲教授对书中有关超声基础和超声原理方面的内容提出了宝贵意见，修正了有关理念或认识上的某些偏差，使本书避免了一些错误，在此对吴哲教授的帮助与支持表示感谢！

肺脏超声首先在我院新生儿重症监护病房得以成功开展，是我院领导极力推动与大力支持的结果；同时我们也得到了新生儿科全体医护人员的鼎力协助、领导的支持及同事的帮助，这不仅是该项工作得以顺利开展的基础，也是本书能够最终完成的保证。二十余年来，我们在工作和学习上也得到了国内众多新生儿专家和超声专家的无私培养与扶植，他们的期望和鼓励是我们在业务上不断努力与进步的动力。在拙著出版之际，谨向所有关心、鼓励和帮助过我们的专家、领导和同事表示由衷的感谢！

本书的出版得到了河南科学技术出版社的大力支持，该出版社的期望是使本书得以与读者见面的保证，在此表示感谢！

虽然我们在新生儿肺脏疾病的超声诊断方面已有了一定的摸索与积累，并通过不同途径向国外专家学习和请教，但由于我们的接受理解能力及水平所限，对疾病的研究尚不够深入，且同一疾病不同程度、不同阶段的表现也有所差异；加之尚无可借鉴的参考书，差错和不妥之处在所难免。我们将在今后的工作中进一步加深研究、认识，并对本书进行及时补充、纠正和完善，也恳请广大读者和同道们不吝赐教与指正，以利于我们修正错误及进一步提高。

北京军区总医院附属八一儿童医院　**刘　敬**

2013 年 7 月于北京

Preface

Neonates and premature babies represent the most vulnerable patient group due to their limited ability to compensate the "unfamiliar" live after delivery. Therefore a special enviroment using incubators is used to provide home-astasis eg. temperature. "Minimal handling" is one of the major strategies in neonatology and every action has to be balanced between possible harms and benefits.

Almost 40 years are gone since the introduction of ultrasound to clinical use. Starting with obstetrics, many body areas can be scanned safely by ultrasound, most frequently investigations are abdominal, urinary tract, gynecologic and obstetric sonography as well as echocardiography. Children differ in many aspects from adults—in terms of psychology it includes communication, circulation, body composition and proportions just to name a few. In dependancy to age a variable, usually considerable, amount of the skeleton is not calcified but consisting of cartilage—thus offering new challenges and possibilities for ultrasound. Due to the reduced cranio - caudal chest length, as compared to adults, the upper abdominal organs are less covered by the rib cage, and in combination with the small amount of intestinal fat content, high quality images with excellent resolution can be obtained easily. In addition, Doppler ultrasound enabels to detect, monitor and quantificate flow. Therefore challenging applications like brain ultrasound, spinal or hip sonography are possible. Even better, all investigations can be done bedside including incubators thus making ultrasound to the perfect imaging tool in neonatology.

It has to be considered, that till the mid-eighties of the last century, for those patients only plain films were available for routine imaging as well as angiography (sometimes done using the umbilical artery) in highly selected cases. Therefore all staff engaged in pediatric medicine got a new tool, enabling fascinating and enlightening information in neonatologic patients. Brain hemorrhage represents a perfect example, since before the introduction of ultrasound the diagnosis could be only suspected, lumbar puncture as well as direct ventricular puncture through the fontanelle being the only possibility to ensure the diagnosis. Moreover, if a complicating hydrocephalus was suspected, serial ventricular punctures were performed. Whoever has performed this procedure know how nasty it was. At the moment, where ultrasound appeared on the horizon the sun was rising, we could establish a variety of diagnosis from the mentioned brain hemorrhage as well as brain malformations, congenital heart disease, intestinal obstruction including pylorus stenosis, urinary tract malformations, obstructions, suprarenal hemorrhage to hip dislocation, bone fractures and much more. Almost every day another exiting application attracted us for exploration.

In Neonatology lung immaturity and diseases are a frequent cause of patient morbidity and unfortunately mortality – for many years plain film being the most frequent performed imaging modality. Several attempts in lung sonography were tried and within the literature only a few cites exist.

The book of Drs. LiuJing and Haiying represents the first book in Chinese, giving a comprehensive overview on lung sonography in neonatology. Starting with the development and anatomy of the lung, as well a chapter about ultrasound technology, all major neonatological lung diseases are covered and the clever didactic concept enables the reader to follow the text easily. The book orientates on clinical practise and starts always with an overview and background information, followed by the ultrasound examination and findings, exemplary images faciliates easy understanding.

I congratulate both authors for their tremendous work writing this book and therefore spreading lung ultrasound in Neonatology thus exploiting the non-invasive nature of ultrasound for diagnosis and monitoring of lung diseases. As a consequence the number of chest X – rays will be potentially reduced, saving those susceptible patients from radiation.

Prof. Dr. Sorantin Erich, phD. MD. Graz Medical University

July 1, 2013

In Austria

目　录

Neonatal Lung Ultrasonography
Contents

第一章　肺的发育与解剖

第一节　肺的发育

一、肺发育分期

传统上把肺发育分为五期：胚胎期（embryonic period）、假腺期（pseudoglandular period）、小管期（canalicular period）、终末囊泡期（terminal sac period）和肺泡期（alveolar period）。近年来也有人将肺泡期分为两期，即肺泡期和微血管成熟期。肺发育的每一时期都有特异的发育标志（表1－1）。在每一时期都可能发生与肺发育异常相关的先天畸形（表1－2）。

（一）胚胎期

胚胎第3～7周为肺发育的胚胎期，该期的主要特征是肺芽、气管、初级支气管和主气道的形成。人类肺起源于胚胎3～4周的原肠腹壁侧的气管憩室（laryngotracheal diverticulum），原始憩室末端膨大分成两支，成为左右肺芽，是主支气管和肺的原基。两个肺芽向后腹侧生长进入间叶组织，并分支形成左右主支气管。约于胎龄37 d、42 d及48 d分别形成叶支气管、段支气管及次段支气管。

（二）假腺期

胚胎第7～16周为假腺期，主要是传导性气道从支气管树到终末支气管的形成时期。其特点是形成胎肺，再分支形成未来的肺泡管。假腺期与胚胎期的区分在于细胞的分化过程，在胚胎期形成的肺芽、气管、初级支气管和主气道均被未分化的柱状上皮细胞覆盖，而在假腺期近端上皮、远端上皮和间质将分化为特定的细胞类型。上皮分化呈离心性，未分化的细胞分布于远端气道，而分化中的细胞分布于近端气道。第13周，近端气道出现上皮分化，近端气道上皮来源于未分化的柱状上皮，以后分化为纤毛细胞、无纤毛的柱状细胞和肺神经内分泌细胞。远端气道上皮来源于立方细胞或低柱状细胞，并分化为肺泡Ⅱ型上皮细胞。间质细胞分化为成纤维细胞、软骨细胞和成肌细胞。肺发育过程中气道分支发生和细胞分化都取决于上皮－间质细胞的相互作用。肺动脉和静脉也在假腺期形成。肺动脉与呼吸道相伴生长，于第14周出现动脉管道。肺静脉的发育模式与肺动脉不同，肺静脉将肺分成肺段和次段。

（三）小管期

胚胎第17～27周为小管期，这一时期的主要特征是气道上皮的生长、肺腺泡发育

表 1－1　肺发育分期

分期	时间		事件
	人类（周）	鼠（天）	
胚胎期	3～7	E9～11.5	气管、左右主支气管、肺段支气管的形成
假腺期	7～16	E11.5～16.5	上皮细胞分化、传导性气道和终末支气管形成，肺动脉和肺静脉形成
	17～27	E16.5～17.5	呼吸性气道、肺泡管和原始肺泡形成；Ⅰ型细胞、Ⅱ型细胞分化和肺泡毛细血管屏障形成
终末囊泡期	28～36	E17.5～PN5	增加气体交换面积，Ⅰ型细胞、Ⅱ型细胞进一步分化
肺泡期	36～2 岁	PN5～28	肺泡分隔和增加，终末支气管和肺泡扩大

表 1－2　与肺发育异常相关的先天性畸形

胚胎期	假腺期	小管期	终末囊泡期/肺泡期
肺发育不良	囊性腺瘤样畸形	肺发育不良	肺发育不良
气管或喉发育	肺隔离症	腺泡发育不良	呼吸窘迫综合征/慢性肺部疾病
不全或闭锁	肺囊肿	呼吸窘迫综合征	腺泡发育不良
气管或支气管软化	肺发育不良		肺泡毛细血管
支气管畸形	先天性肺淋巴管扩张		发育不良
异位叶	先天性膈疝		
A－V 畸形			
先天性肺囊肿			

和血管形成（肺毛细血管床的大量增加）。标志性的特征是Ⅰ型和Ⅱ型上皮细胞分化和肺泡毛细血管屏障的形成。由于这时传导性气道的发育已完成，肺发育主要是建立气体交换功能，包括肺腺泡的出现、气血屏障的上皮分化，以及Ⅰ型和Ⅱ型上皮细胞的分化。远端气道立方形的Ⅱ型细胞分化出扁平的Ⅰ型细胞，24 周后Ⅱ型细胞开始产生和分泌表面活性物质，由Ⅰ型细胞形成的细胞层支持气体交换功能。此时，气体交换的可能平台已经建立，随着围产技术的发展胎儿早产出生已能够存活，因此，小管期是人类肺生长与发育的重要时期。

（四）终末囊泡期

胚胎第 28～36 周为终末囊泡期，其特点是继发性嵴引起的囊管再分化。在此期气道分支已完成，肺的进一步生长和发育主要是随着腺泡管膨胀的外周气道扩张和气道壁的变薄，肺的潜在气体容量和表面积不断增加为气体交换提供了解剖上的潜能。在此期Ⅰ型细胞、Ⅱ型细胞的进一步分化和包含层状体的Ⅱ型细胞的增加。随着肺泡隔以及毛细血管、弹力纤维和胶原纤维的出现，终末囊泡最先肺泡化。

（五）肺泡期

肺泡期是肺泡化和微血管成熟时期。肺泡发育的时间在不同物种有很大不同，羊的肺泡发育多数在出生前已完成，鼠的肺泡化则持续到出生后 28 d。人类肺发育过程中在宫内已经开始肺泡化，而全肺的肺泡化一直持续到出生后 2 岁才完成，微血管成熟要持续到出生后 3 岁。肺泡形成期是肺发育的最关键阶段，涉及多种细胞系精确的时空协调。这就使得该过程特别容易被细胞应激、宫内感染，甚至营养受限等因素的影响而中断，从而引起肺气肿及肺泡毛细血管发育不良，且这些病理改变不易逆转。

（六）出生后肺生长

出生时肺泡数量为千万至 5 千万个，肺泡的增殖持续到 2 ~ 3 岁，肺泡的大小与表面的增长持续到青春期。到成年时肺泡的最终数量可达 3 亿至 8 亿个，约每立方毫米 170 个。尸体解剖显示由于男性的肺泡数量和面积均大于女性，因此，男性的肺大于女性。最新研究显示，随着年龄的增长，小支气管和肺泡的大小明显增大，到 22 岁达到顶峰。

二、肺发育的分子基础及调节

关于肺生长的知识绝大多数来源于对动物的研究，而动物的肺形态生长的时机与人类有很大不同，例如，羊的肺泡发育多数在出生前已完成。由于鼠的肺泡多数在出生后发育，因此，鼠可能是研究人类肺发育较为有用的模型。

器官的形态发生依赖于组织选择性和无所不在的转录因子和基因。正如所有组织发生一样，肺的形成依赖于许多信号和接收分子的相互作用，调节细胞增殖、存活、迁移、极性、分化和功能。然而对肺形成的分子和细胞事件精确调节的认识仍处于初步阶段。在细胞 - 细胞、细胞 - 基质相互作用的复杂机制的转录调控下，肺的协调发育形成气血界面，为出生后生理性气体交换做准备。通过旁分泌和自分泌机制，转录因子、生长因子和其他信号分子调节着上皮 - 间质的相互作用。转录调控着最早期的肺发育阶段，导致原始肺芽的细胞分化和细胞决定，以及建立分支形态发生和形成的框架模式。Wnt 信号在早期前肠发生阶段起重要作用，Wnt2 和 Wnt2b 联合缺失可导致 Nkx2 - 1 的表达缺失和 Sox2 过表达及前肠分隔失败。

肺芽的发育完全依赖于肺芽上中胚叶 FGF10 和内胚层 FGFR2 的局部表达，FGF10 缺失时没有肺芽扩张的发生，尽管气管有分离。

尽管对一些影响因素已有所认识，但有关前肠分隔为气管和食道的分子机制仍不清楚。分支形态发生源于对肺泡化起关键作用的传导性气道的形成。各个阶段的肺发育受到不同信号分子及其受体时空分布的影响，也受旁分泌、自分泌和内分泌机制正性和负性信号的调控。肺分支形态发生和肺泡化受转录因子、生长因子信号分子及细胞外基质蛋白的调节。肺芽的形成和细胞分化受 HNF - 3β，SHH，Nkx2.1，HNF - 3/Forkhead homolog - 8（HFH - 8），*Gli*、、GATA 等转录因子的调控。Nkx2.1 表达被 HNF - 3β 和 GATA6 激活并与其他转录因子一起启动肺形态发生。初级和次级分支形成主要受 FGF10 正性信号和 SHH、BMP4 及 spry2 负性信号的影响。EGF、PDGF 及其他 FGFs 与上述因子一起影响进一步分支发生。维甲酸和 PDGF 在肺泡化和二次分隔中起关键作用，Nkx2.1 和 GATA6 助于细胞分化、I 型细胞、II 细胞和表面活性系统的发育。HFH－4对于纤毛上皮细胞系的分化尤为重要。HNF－3β 影响前肠内胚层的形成，HNF－3β 调控对远端肺结构形成的关键转录因子 Nkx2.1，Nkx2.1 调节表面蛋白基因，产生于前肠内胚层的 SHH 通过间叶细胞上 *Gli* 的表达调节肺的形态发生信号。源于中胚叶的 FGF10 通过其在上皮细胞上的受体调节分支形态发生。肺泡化和肺毛细血管网的形成受多种因素的影响，如 PDGF、血管内皮生长因子（vascular endothelal growth factor，VEGF）及维甲酸。

从现有的证据来看，还没有一个信号成分能在肺发育的调节中扮演统治者的角色，然而它们作为一个团队在一起相互作用，调控着肺的发育（表 1－3、表 1－4）。

表 1－3　一些转录因子和生长因子在发育和生长中的可能作用

转录因子和生长因子	在发育和生长中的可能作用
FOXA1，FOXA2，GATA4、GATA6	前肠形成和保持
TBX4	肺芽的定位
FGFs	出自前肠的器官定位，诱导肺芽和分支（FGF 10），肺泡化，Ⅱ型细胞分化和诱导 SP－C（FGF2 和 FGF7）
SHH	抑制 FGF10 表达和分支发生
BMP4	背侧和腹侧分支的形成和控制
EGF	气道增殖、分化和分支
PDGF	肺泡化
TGFβ	肺损伤后修复，基质产生，抑制细胞分化
IGF	气道增殖
VEGF	血管和淋巴管生成
GMCSF	巨噬细胞分化

（一）转录因子

目前对于调节肺形成的特定的转录因子尚不确定。尽管已确定了许多转录因子及其结合位点与肺特殊基因的调节相关，但涉及肺形成和功能方面的转录调控网络的进化和形成才刚被认识。对于肺选择性基因表达的研究始于对 TTF－1 控制的表面蛋白基因（如 Sftpa、Sftpb、Sftpc 和 Sftpd）的认识。在肺器官发生的最早期阶段，受多种转录因子的调控，这些转录因子通过影响靶基因的转录而调节细胞的分化和增殖。从原始前肠的肺形态发生的开始就需要上皮－间质细胞信号来限定和协调结合在特殊启动子区域的转录因子的激活或抑制以及启动基因的表达。早期前肠发育所需的转录因子在以后肺形态发生时仍起作用，例如，敲除 Foxa2、Catnb、Sox17、Gata－6、Stat3 基因和其他转录因子在内胚层源于前肠细胞的表达可引起肺形成前正常胚胎模式的失败。肺特殊基因调节区域的功能分析显示，肺发育的正常活动需要多种特殊转录因子的相互协同作用，包括甲状腺转录因子－1（thyroid transcripion factor－1，TTF－1，也称为

表 1－4　报道的鼠基因突变肺或气管表型

基因符号	基因名称	表达模式	表型
转录因子			
Foxa1/Foxa2	Forkhead box A1/A2	上皮	损伤分支、减少平滑肌
Foxf1a	Forkhead box F1a	间质	损伤分支
Hoxa5	Homeobox A5	间质	损伤分支
Titf1	Thyroid transcription factor 1	上皮	损伤分支、气管食管瘘
Nfib	Nuclear factor I/B	上皮和间质	成囊缺损
Sox11	SRY－box－containing gene 11	上皮	肺发育不良
Tcf21	Transcription factor 21（Pod1）	间质	损伤分支
Foxj1	Forkhead box J1	上皮	左－右不对称、有纤毛细胞丢失
Gata6	GATA－binding protein 6	上皮	损伤成囊
Gli2/Gli3	GLI－Kruppel family member	间质	肺发育不全
Klf2	Kruppel－like factor 2（lung）	未报道	损伤成囊
Cebpa	CCAAT/enhancer binding protein	上皮	Ⅱ细胞增殖
Rarb/Rara	Retinoic acid receptor α/β	上皮和间质	肺发育不全
信号分子			
Egfr	Epidermal growth factor Receptor		损伤分支、肺泡化缺乏
Fgf18	Fibroblast growth factor18		肺泡化缺乏
Fgf9	Fibroblast growth factor9		损伤分支、减少间质
Hip1	Huntingtin－interacting protein 1		损伤分支
Shh	Sonic hedgehog		损伤分支、气管食管瘘
Wnt7b	Wingless－related MMTV integration		血管缺陷、减少间质
Fgf10	Fibroblast growth factor 10		肺发育不良
Fgfr2b	Fibroblast growth factor receptor 2b		肺发育不良
Nodal	Nodal		右肺异构
Lefty1	Left right determination factor 1		左肺异构
Traf4	Tnf receptor associated factor 4		肺气肿
Grem1	Gremlin 1		肺泡化缺乏
Fgfr3/Fgfr4	Fibroblast growth factor receptor		肺泡化缺乏

Nkx2.1）、肝细胞核因子（Hepatocyte nuclear factors，HNFs）、锌指转录因子 GATA、forkhead box（Fox）转录因子等。这些转录因子在肺形态发生及在宫内和出生后的肺功能发育方面都起到重要作用。

1. 甲状腺转录因子 甲状腺转录因子-1（TTF-1）是分子质量为43-kDa的同源域蛋白，在前脑、甲状腺和肺表达，是肺内胚层最早的标记之一。TTF-1与内胚层细胞到肺、甲状腺细胞系的决定相关。在肺形态发生和成熟的过程中在呼吸道上皮细胞都可检测到TTF-1。TTF-1 mRN A在E10鼠胚胎原始肺芽以及以后发育阶段的II型细胞都可检测到。在人类胎肺TTF-1早在孕11周即出现且贯穿于肺发育的过程中。TTF-1对于远端分化的肺细胞特异性表面蛋白和CCSP基因的转录活性很关键，在调节肺形态发生、上皮细胞的分化方面起到关键作用。在鼠敲除TTF-1基因可引起前脑、甲状腺和肺发育畸形。在TTF-1缺失鼠的上皮细胞肺发育相关的其他生长因子和分化标志物（如Bmp4、f SP-A、SP-B、SP-C和CCSP）的表达水平下降，但可以表达HNF-3β和β微管蛋白，显示远端或周围上皮细胞的发育失败。TTF-1对于完成胚胎肺分支形态发生是必不可少的，敲除TTF-1的表达可导致分支形态发生的完全中断和胚胎肺上皮细胞的发育异常。这说明TTF-1缺失阻止气管从食管的背腹分离、肺支气管分支形态发生及上皮细胞系的决定。TTF-1缺失的鼠可以形成气管和肺芽，但肺芽形成支气管和内胚层分化失败。$TTF-1^{-/-}$的鼠肺由气管食管瘘组成伴有完整的主支气管，但缺乏外周肺结构。无效突变小鼠出现气管从食道分离失败，且肺分支形态发生严重中断并伴有腹侧前脑缺陷。最近报道，人类TTF-1基因突变的婴儿引起甲状腺功能不全和呼吸衰竭。

TTF-1在肺发育中的多重作用高度依赖于其时空表达和与其他转录因子的相互作用及其对不同外部条件的反应。TTF-1直接结合并调节许多基因（包括Sftpa、Sftpb、Sftpc和Sftpd）在呼吸上皮细胞选择性的表达。在发育的内胚层中HNF-3β先于TTF-1表达并调节TTF-1表达，HNF-3β和GATA-6可激活TTF-1启动子的活性。

就目前的证据，肺发育的特定的转录因子尚不确定，但肺形成的过程依赖于TTF-1以及其与其他转录因子的相互作用。

2. 肝细胞核因子（Hepatocyte nuclear factors，HNFs） 重要的肺HNF转录因子包括HNF-3α（也称为forkhead boxA1或FoxA1）、HNF-3β（也称为forkhead boxA2或FoxA2）、HNF-3/Forkhead homolog-8（HFH-8）和HNF-3/Fork-head homolog-4（HFH-4）。转录因子HNF家族在内胚层前肠的形成中发挥着关键作用，因此，对原始肺芽的形成也发挥着关键作用。

HNF-3α和HNF-3β都表达于内胚层衍生的肺、肝脏及其他器官（如胃肠道的上皮细胞），因此有相同的表达模式，而HNF-3r在发育中的肺不表达。研究显示HNF-3α和HNF-3β在调节Clara细胞分泌蛋白（CCSP）和表面活性物质蛋白C（SP-C）方面起到重要作用。HNF-3β调节着TTF-1（Nkx2.1）启动子表达，而NT-TF-1调节表面活性物质相关蛋白基因的表达。$HNF-3\beta^{-/-}$鼠胚胎在E10肺形态发生前死于宫内则伴随着广泛的形成缺陷，如脊索、内脏、前肠及中肠内胚层。HNF-3β的表达随近端至远端的梯度呈时空分布，且在远端气道表达水平降低。而HNF-3β在远端气道的高表达可导致上皮细胞分化的中断、抑制分支形态发生及血管发生，并伴随上皮细胞E-钙粘蛋白（E-cadherinan）和VEGF的低表达。围产期和生后肺正常连续性的生长要求在肺形态发生的关键时期HNF-3β表达的精确调节。

HFH－8 主要表达于同位于肠道内胚层的胚外中胚层和内脏中胚层，说明其在中胚层－上皮诱导和肺形态发生中起作用。HFH－4 主要表达于近端气道和上呼吸道有纤毛的上皮细胞，对有纤毛上皮细胞系的分化和发育阶段的胚胎左右不对称起重要作用。HFH－4 无效突变可因脑积水和肺功能不全而死于围产期，而 HFH－4 的过度表达则导致分支形态发生和上皮细胞分化异常。

3. 锌指转录因子　锌指转录因子是 GATA 家族成员之一，GATA6 在内脏内胚层的形成中发挥重要作用。GATA6 在肺形态发生的整个过程中于呼吸上皮细胞表达。GATA6 对于形成支气管上皮的内胚层衍生的祖细胞的存活是必要的，并在以后的发育中影响着肺泡化。GATA6 在调节肺基因表达和肺发育中起到关键作用。在肺的几个特殊的启动子和增强子（如 TTF－1、SP－A 和 SP－C）上有 GATA6 的结合位点。在体外 GATA－6 可增加 Sftpa、Sftpb、Sftpc 和 Wnt7b 基因启动子的活性。

GATA6 活性增加可抑制肺泡化及干扰肺功能。GATA6 与 TTF－1 的同源区域结合共同激活多种靶基因在呼吸上皮表达。GATA6 不仅调节远端上皮Ⅰ型细胞分化和通过 SP－C 调节上皮细胞发育，而且在调节近端气道发育也是不可或缺的。GATA6 无效突变的胚胎由于缺乏胚胎外组织而于 E5－6 死亡。

锌指转录因子的 GATA 家族成员在肺的上皮细胞和平滑肌细胞系的多样性方面起重要作用。GATA6 诱导的原始前肠内胚层分化为呼吸上皮细胞系至少部分是由 HNF－3β、TTF－1 和 GATA 家族成员之间的相互作用介导的。这些基因在靶基因转录调节水平的相互作用，不仅介导表面蛋白基因的表达，而且也介导其他转录因子和平滑肌基因的表达。例如，GATA－6 调节 SP－A 和 SP －C，Nkx2.1 调节 SP－A、SP－B、SP－C、SP －D 和 CCSP ，HNF－3β 调节 SP－B 和 CCSP。

虽然 GATA6 在肺发育中的精确作用尚不清楚。然而，由于 GATA6 可调节 TTF－1 表达，其可能在肺形态发生中起重要作用。

4. FOX 转录因子　FOX 蛋白是包括有50个以上转录因子组成的家族，在调节细胞分化、器官发生中发挥着重要作用。从秀丽隐杆线虫到人类的多种生物都存在 FOX 基因的表达。FOX 转录因子包括 FOXA1、FOXA2、FOXJ1、FOXM1、FOXF1 及 FOXP 家族成员。FOX 转录因子分布于传导性和呼吸性气道及肺基质，调节一些肺特异性基因的启动子，如 Sftpc，CCSP 和 TTF－1。

FOXA1 和 FOXA2 在肺形成前的前肠内胚层表达，并在肺形态发生和成熟肺的呼吸上皮细胞与 TTF－1 以重叠模式表达。早期胚胎前肠的形成需要 FOXA2，且 FOXA2 在肺发育的不同阶段呼吸上皮分化中起到关键作用。FOXA1 和 FOXA2 结合并激活 Scgb1a1 和 Sftpb 启动子。FOXA2 在呼吸上皮细胞的表达增加会影响分支形成和损害细胞分化。在后期的发育中 FOXA2 影响呼吸上皮细胞的分化，调节出生时重要的肺功能基因的表达。FOXA2 结合并直接调节许多基因（如 Sftpa、Sftpc、Sftpd、Titf－1、Muc5A/C、Wnt7b、E－cadherin 和 Vegfa）的转录而介导肺的形成或肺功能。FOXA1 和 FOXA2 在肺的分支形态发生中具有重叠作用，选择性地敲除 FOXA2 并不影响分支形态发生，但可延迟肺外周的成熟而导致出生后死亡。出生后存活的 $FOXA1^{-/-}$ 小鼠表现为肺成熟的阶段特异性延迟，但没有分支形态发生缺陷。同时敲除 FOXA1 和 FOXA2 基因会严重干扰小管期的分支形态发生，引起肺发育不全及囊肿形成以及缺乏上皮及平滑肌的分化。而且敲除 FOXA1/FOXA2 可抑制 SHH 信号导致控制肺平滑肌分化的转录因子的表达降低，由于支气管和平滑肌前体在间质的分化或迁移需要 SHH，因此，敲除 FOXA1/FOXA2 引起的分支形态发生缺陷似乎是由于 SHH 信号缺失介导的。

FOXF1 在间叶组织表达，在肺和消化道的形态发生期间调节上皮 - 间充质相互作用，对胚胎发育起着至关重要的作用。FOXF1 不在上皮细胞和大血管的间质细胞表达，而局限于发育中肺的远端。在原肠胚形成前敲除 FOXF1 是致命的，可影响 c - Met、myosinVI、SP3、BMI - 1、ATF - 2、GR、p53、p21、RB、p107，Notch - 2 受体在发育中鼠肺的表达。

FOXJ1（HFH - 4）对胚胎早期左右不对称的确立和纤毛形成是必需的。FOXJ1 调节着传导性气道纤毛细胞上纤毛形成所必需的多种基因的表达。在胚胎早期，FOXJ1 调节基因控制左右不对称。FOXJ1 缺失可引起纤毛形成失败、Lefty - 2 不表达，进而影响肺的分叶过程。

FOXP 家族成员中的 FOXP1，FOXP2 和 FOXP4 均在呼吸上皮细胞和周围间质表达。FOXP2 参与上皮分化的调节。FOXP1 和 FOXP2 均可抑制 CCSP 和 SFTPC 启动子。辅阻遏物 COOH 末端结合蛋白 1（COOH - terminal binding protein 1，CtBP - 1）与 FOXP1 和 FOXP2 相互作用并抑制其活性，但对 FOXP4 无影响。FOXP1 缺失鼠存在心脏缺陷，但不影响肺形态发生，说明其他 FOXP 补偿了 FOXP1 在呼吸上皮细胞的丢失。

5. 左 - 右决定因子 由于肺与其在胸腔的位置以及与相邻器官协调共存的原因，左 - 右非对称性是肺发育过程中必不可缺的部分。左 - 右决定因子 1（LIFTY1）、LIFTY2 和 NODAL 是控制左 - 右非对称性发育的操纵者，这些因子都在胚胎左侧表达，在发育中肺提供左侧的信号。另外，还有一些因子（如 SHH、FGF8、FOXJ1、activin - B、CDH2）通过调节 LIFTY1、LIFTY2 和 NODAL 的表达而影响左 - 右非对称性。

（二）生长因子

许多生长因子是由肺上皮细胞周围的间质产生，实际上，间质决定了上皮细胞的最终命运。例如，生长在乳腺间质的涎腺上皮最终形成乳腺形态，支气管间叶细胞转位到外周气道最终形成支气管样形态。间质引导上皮发育更进一步的重要性特征在于生长因子的 mRNA 出现在间质，而相应的蛋白则出现在上皮细胞，如 KGF 和 IGF。间质 - 上皮的相互作用可能源于通过可溶性分子的细胞 - 细胞间的接触或细胞 - 细胞外基质的相互作用引起。

生长因子是肺发育过程中至关重要的信号分子，参与了胚胎期、胎儿期和出生后各发育阶段的肺发育进程。肺形态发生的诱导和调节是通过信号分子及其受体、配体结合蛋白的时空分布、细胞内蛋白质的表达和功能，以及转录因子激活或抑制肺发育的关键基因的启动子等复杂过程而进行的。许多生长因子及其受体、分子在肺间质及内胚层的表达通过自分泌和旁分泌途径对于介导他们间相互作用以促进分支及分化起到重要作用。。

1. 成纤维细胞生长因子 成纤维细胞生长因子（fibroblast growth factors，FGFs）家族在肺发育中起着至关重要的作用。在肺发育、成熟和肺损伤中 FGF 家族成员对调节肺泡上皮细胞功能及肺液再吸收动态平衡非常重要。

FGF 属分泌型因子，依据序列同源性和系统发育不同，将哺乳动物的 18 种 FGF 分为 6 个亚家族，以旁分泌形式产生的 FGF 参与胚胎发育过程中组织形成和器官发育，以内分泌形式产生的 FGF 则以靶组织 klotho 蛋白依赖的方式来调节胆汁酸、胆固醇、葡萄糖、维生素 D 和磷酸盐的稳态。

FGFs 与其络氨酸激酶受体的结合使其在胚胎、胎儿及出生后的发育过程中调节许多细胞过程。FGFs 调节着复杂的上皮－间质细胞作用，是胎肺控制增生、分化、分支形成调节网络中的重要组成部分，参与肺形态发生的各个发育时段。目前发现至少有 7 个 FGFs 和 4 个 FGFs 受体在肺发育过程中表达。在哺乳类动物 FGF10 和 FGFR2b 对肺芽的形成至关重要，FGF10 是一个趋化和增殖因子，敲除 FGF10 或 FGFR2b 可引起肺发育不良和多种畸形。

FGFR2b 主要存在于上皮并与在间质表达的 FGF 配体结合，FGFR2b 在胎肺的显著性负向靶向表达可完全阻断气道的分支形成和上皮分化，说明 FGFR2b 在分支形成时期对于上皮－间质作用是关键的。FGF10 从肺发育的最早期就存在，它是目前为止所发现的最上游的肺发育调节因子。主要位于间质与远端上皮芽的连接部位。基因表达的时空模式显示 FGF10 在上皮芽的定向生长、定位及诱导方面都发挥关键作用。芽的形成可能被来自初始芽顶部的上皮细胞分散信号的控制，此也可能导致 FGF10 在间质水平或分布的改变，最终影响间质的 FGF 信号。培养和在体研究均支持 SHH 下调 FGF10 表达。肺芽的发育完全依赖于肺芽上中胚层 FGF10 和内胚层 FGFR2 的局部表达。突变引起 FGF1 缺失虽然有气管分隔，但无肺芽扩展。

研究显示，FGF10 可能承担着远端上皮的导航信号。FGF10 不仅通过诱导 SP－C 的表达而参与上皮的分化过程，而且 FGF10 可上调 BMP4 表达，BMP4 是上皮分化的调节者，在肺发育过程中调节内胚层近－远端的分化。FGF10 和 FGFR2b 缺失鼠的表型一样：有正常的气管发育，但无支气管主干形成及肺分支形态发生。提示来自间质的 FGF10 与来自上皮的 FGFR2b 结合激活上皮细胞的增殖和迁移，引导肺芽生长。在肺部 FGF10 的表达和肺芽形成关键取决于 RA，RA 在限定的发育窗以选择性的模式诱导 FGF10 表达，在此发育窗内 FGF10 表达依赖于 RA。此后 FGF10 表达不依赖 RA，甚至在分支形态发生期间被类维生素 A 抑制。

2. 血小板源性生长因子　血小板源性生长因子（platelet－derived growth factors，PDGF）是含有两条多肽链（A 和 B）的糖蛋白，通过二硫键连接可形成 3 种的同型或异型二聚体：PDGF－AA、PDGF－BB、PDGF－AB。PDGF－AA 和 PDGF－BB 在鼠肺于 E12 出现在气道上皮细胞，E14 出现在间质细胞。PDGF 存在于发育中气道的上皮细胞和间质细胞与其在胎肺发育中的作用相一致。PDGF－AA、PDGF－BB 和 PDGFRs 在调节鼠肺上皮细胞和成纤维细胞方面具有不同的作用。PDGF－AA 在胚胎早期调节肺上皮细胞 DNA 合成及早期分支，用反义寡（脱氧）核苷酸消除 PDGF－A 表达可降低 DNA 合成。PDGF－B 过渡表达可诱导发育中及成熟肺的远端异常，并导致复杂的表型，包括肺气肿和纤维化肺疾病。敲除 PDGF－B 链的表达可减少鼠早期胎肺的上皮成分，但不减少分支的数量，提示 PDGF－B 是在肺生长方面而不是在分支程度本身起作用。由于 PDGF - B 在血管内皮细胞表达，而 PDGFRβ 在周细胞表达，因此，在血管生成期旁分泌的 PDGF - B/PDGFRβ 似乎控制着周细胞的增殖和迁移。同时敲除 PDGF - B 和 PDGFRβ 胚胎显示完全缺如系膜细胞的肾小球的发育缺陷。

PDGF 配体和受体对出生后肺的正常生长很重要，高氧暴露可延迟其表达。上调 PDGFRα 表达先于石棉诱导的肺纤维化，基于对间质细胞有丝分裂的强力影响，PDGF 家族可能在慢性炎症疾病状态起着至关重要的作用。原发和继发性肺动脉高压患者血液和肺组织中 PDGF 水平增高，提示 PDGF 在血管重塑方面也起作用。

3. 血管内皮生长因子 血管内皮生长因子（vascular endothelial growth factor, VEGF）是以二硫键相连的寡二聚体糖蛋白。VEGF 家族包含 6 个分泌糖蛋白：VEGF - A、VEGF - B、VEGF - C、VEGF - D、VEGF - E 和胎盘生长因子（placenta growth factor, PIGF）。VEGF - A（通常称为 VEGF）是最具有特征的 VEGF 家族成员。VEGF 信号由其受体（VGEFR1、VEGFR2 和 VEGFR3）介导，VEGFR2（又称含激酶插入区受体，KDR；或胎肝激酶，Flk - 1）在血管生成中介导 VEGF 下游作用，包括毛细血管渗透性，内皮细胞增殖、侵入、迁移和存活。在人类胎儿和早产儿肺，VEGF 及其受体主要存在于支气管和肺泡上皮细胞及血管内皮细胞。在足月儿 VEGF 分布于支气管上皮细胞和肺泡巨噬细胞。VEGFR 1（Flt - 1）分布于动脉、静脉及毛细血管的内皮细胞。VEGF mRNA 和蛋白主要局限于远端气道上皮细胞，且 VEGF 蛋白位于气道上皮细胞下的基膜。VEGF 在远端气道上皮细胞基膜的存在对于通过旁分泌作用域内皮细胞引导毛细血管的发育尤为重要。由于多数远端气道上皮细胞 VEGF 呈强阳性，因此，气道上皮细胞参与毛细血管内皮细胞的增殖和成熟。在肺发育期间，上皮 - 内皮细胞间的相互作用对于功能性气血界面的建立是关键的。肺形态发生过程中血管模式需要 VEGF 精确的空间表达和激活时间，肺 VEGF 蛋白在胎羊的孕早期和中期表达明显，然而，出生前 VEGF 表达增高 3 倍，出生后早期阶段 VEGF 蛋白的含量比胎儿期水平降低 70%。在足月儿肺 VEGF 蛋白明显高于胎儿期水平，VEGFR - 1 和 VEGFR - 2 蛋白在孕中期持续表达，到出生前下降。

在肺发育过程中 VEGF 主要来自Ⅱ型细胞，研究显示 VEGF 对Ⅱ型细胞的发育起到自分泌增殖和成熟因子的作用。在人类发育中的肺 VEGF 在上皮细胞的表达受氧和 cAMP 调节，缺氧和 cAMP 刺激Ⅱ型细胞分泌 VEGF。正常的肺发育是在宫内相对低氧环境中发生的，而低氧是 VEGF 和内皮细胞生长的强诱导因素。低氧诱导因子 1a（hypoxia inducible factor - 1a，HIF - 1a）是低氧信号瀑布上游的关键分子，调节 VEGF 和许多其他基因。高氧并暴露可急剧降低肺泡上皮细胞 VEGF 表达，引起出生后毛细血管发育的氧损伤，且对肺血管重塑具有长期影响。早产儿和足月儿出生时在支气管肺泡灌洗液/气道分泌物中 VEGF 水平较低，随出生后日龄增加而增高。VEGF 表达降低可能引起肺血管发育异常，早产儿 BPD 气道分泌物中 VEGF 水平明显降低。高血压可下调发育中肺的 VEGF 表达，受损的 VEGF 信号参与了新生儿持续肺动脉高压（persistent pulmonary hypertension of the newborn，PPHN）的发病机制和病理生理。VEGF 是一个重要的促血管新生因子，在肺血管发育中起重要作用，VEGF 在预防或治疗新生儿呼吸系统疾病（如 RDS、BPD、PPHN）可能具有一定效果。

VEGF 缺失的鼠显示肺泡化延迟及毛细血管数量减少，无法存活到足月，VEGF 受体 Flk1 的缺失则没有血管发育。Flk 1 抑制剂 Su5416 可减少肺泡数量 ，可诱导肺泡壁上细胞的凋亡。

4. 转化生长因子 - β 转化生长因子 - β（transforming growth factor - β，TGF - β）超家族包括 TGF - β、活化素 TGF - β 和骨形态发生蛋白（bone morphogenetic proteins ，BMPs），在多种细胞发挥着广泛的生理作用，如调节细胞生长、分化和凋亡。TGF - β 是一组新近发现的调节细胞生长和分化的 TGF - β 超家族。TGF - β 是由两个结构相同或相近的、分子质量 12. 5kDa 亚单位借二硫键连接的双体。TGF - β 有 TGF - β1、TGF - β2 和 TGF - β3 三个亚型。TGF - β 在肺发育中介导包括增殖、分化、细胞迁移和 ECM 的形成等广泛的效应，在肺发育过程中起重要作用。TGF - β 可以结合细胞表面的转化生长因子 - β 受体而激活其受体，TGF - β 受体是丝氨酸/苏氨酸激酶受体，通过 SMAD 信号通路和/或 DAXX 信号通路传递信号。

TGF - β1、TGF - β2 和 TGF - β3 均在肺发育中表达。TGF - β1 对肺发育具有负性调节作用，体外培养显示 TGF - β1 可阻断分支形态发生的早期阶段。

TGFβ 对肺发育的调节具有刺激和抑制两种作用。TGFβ 信号可抑制分支形态发生因而抑制肺生长，主要的 TGFβ 过表达可引起肺发育不良。TGFβ 促进纤维细胞增殖和基质蛋白的产生导致组织重塑、修复和纤维化。TGFβ 可下调 SP - C 表达，以及因此可延迟上皮细胞分化。核心蛋白聚糖可抑制 TGFβ 活性，因而可减轻 TGFβ 诱导的对肺形态发生的抑制作用。TGFβ 对肺形态发生时而是正性或负性调节作用，让肺发育以可控的形式进行。

BMPs 是 TGF - β 超家族的一个亚型，参与许多胚胎事件。在肺发育中 BMPs 在远端上皮细胞和邻近的间质表达，以及在调节早期分支形态发生中起重要作用。

多种肺部疾病与 TGF - β 水平增高有关。患有慢性肺部疾病的早产儿气道分泌物中，TGF - β 的水平明显增高。新生儿肺损伤时，TGF - β 表达的增加可能影响肺生长的模式和类型，最终影响临床结局，包括肺泡化的程度。

5. 胰岛素样生长因子 胰岛素样生长因子（insulin - like growth factors，IGFs）是一类多功能细胞增殖调控因子，在细胞的分化、增殖、个体的生长发育中具有重要的促进作用。IGFs 家族由两种低分子多肽（IGF - Ⅰ、IGF - Ⅱ）、两类特异性受体及六种结合蛋白组成。IGFs 及其受体和结合蛋白（IGFBPs）在多种组织表达，在许多器官系统参与调节细胞生长、增殖和凋亡，在胎肺发育和成熟中可能起重要作用。

IGF - Ⅰ与 IGF - Ⅱ具有相似的结构和体外活性，但体内的生物学效应不尽相同。IGFs 的生物学功能并不只局限于有丝分裂刺激作用，它们也能诱导分化或促进分化功能的表达，其精确的生物学效应取决于细胞发育的状态及其他激素或生长因子的存在，尤其是在不同组织、不同生长发育期，IGF - Ⅰ和 IGF - Ⅱ的作用及水平有相当的差异。IGF - Ⅰ依赖于 GH，可促进体外培养的多种细胞增殖，促进蛋白质和 DNA 合成。机体许多组织细胞均能自分泌和旁分泌 IGF - Ⅰ。而 IGF - Ⅱ被称为出生前的主要生长因子，不需生长激素调节，在多种组织器官中表达。

胚胎发育期 IGF - Ⅱ mRNA 水平较 IGF - Ⅰ mRNA 明显增高，并在胚胎各组织有较高表达，且随着分化程度升高其表达有减弱趋势。而 IGF－I mRNA 表达受多种因素的影响，在肝、心、肾出生后较出生前明显增加；而在肌肉、胃、睾丸等出生后较出生前明显下降；只在脑和肺中 IGF－Ⅰ mRNA 呈波浪式变化。

IGF－Ⅰ、IGF－Ⅱ和 IGFR－1 于整个孕期都在支持 IGFs 在肺发育和生长中的作用。IGF－Ⅰ和 IGF－Ⅱ在发育中的鼠肺以不同的时空模式被合成和分布，免疫组化及原位杂交研究显示，IGF－Ⅰ、IGF－Ⅱ和 IGFR－1 及其 mRNAs 转录早在孕 4 周的胎肺出现。IGF mRNAs 贯穿于整个孕期在人类胎儿呼吸道表达且于孕 20 周后表达下降。在 E15～E21 的鼠肺 I 中，GF－Ⅰ主要局限于气道上皮周围的间质细胞，而 IGF－Ⅱ则主要存在于上皮细胞。

人和鼠 IGF－Ⅰ缺失都可引起严重的宫内发育迟缓（intrauterine growth restriction，IUGR）、围产期死亡、生后发育迟缓，以及大脑、肌肉、骨和肺发育延迟及不孕症，揭示了 IGF－Ⅰ在生长和发育中的重要性。

6. 维甲酸　维甲酸（retinoic acid ，RA）是维生素 A 的活性代谢产物，影响内环境稳定、细胞分化、脊椎动物的多种器官系统的发育。饮食中的维生素 A 以视黄醇形式在小肠吸收并储存于肝脏，在循环中与视黄醇结合蛋白（retinol binding protein，RBP）结合后被转运到靶组织。RA 信号通过 2 个配体依赖的转录调节家族（RA 受体，RARs）和视黄醇 X 受体（RXRs）被转导。RA 通过 RA－应答基因、编码生长因子及其受体而影响细胞的增殖、分化、迁移及细胞决定。

众多研究揭示 RA 信号调节 FGF10 表达和肺芽形成，在肺发育的早期，RA 合成和利用主要是在前肠，而原始肺芽出自前肠。维生素 A 缺乏或 RA 受体基因突变可引起严重的肺异常，包括气管食管瘘、肺发育不良和左肺缺如；敲除 RARs 可引起严重的气管和肺发育异常，包括肺发育不全；增加维生素 A，则诱导肺泡分隔。

（三）形态发生素

形态发生素（Sonic hedgehog ，SHH）是形态发生素刺猬（hedghog）家族的成员，可能是仅次于 FGF10 的被认为最早期肺发育的重要因子。SHH 早在 E9.5 就出现在气管憩室中，并逐渐扩展到肺上皮细胞，在发育中肺芽的顶端高表达，并在整个肺发育过程中持续表达。器官培养和在体研究显示 SHH 对 FGF10 在肺的表达具有负性调节作用。SHH 在肺芽顶端渐进性地下调 FGF10 的表达，从而限制肺芽的进一步生长。SHH 通过限制 FGF10 在内胚层的广泛表达和激活远端上皮的 FGFR2b 而控制肺芽的生长。SHH 缺失的鼠会出现多种肺发育畸形，如食道闭锁和狭窄、食管－气管瘘、肺芽不发育及肺的非对称性丧失，表现为左肺的异构现象。且 SHH 作为旁分泌信号调节肺间质平滑肌的分化是分支形态发生所必需的，但目前尚不清楚 SHH 如何有助于精确控制 FGF10 表达的空间模式。

（四）物理决定因子

胎儿肺液分泌和胎儿呼吸运动相结合而保持肺容积可能是胎儿肺生长的最重要决定因素。

1. 胎儿肺液　胎儿肺液主要由远端的上皮细胞形成，分泌肺液的细胞主要是Ⅰ型和Ⅱ型肺泡细胞。随着远端上皮分泌 Cl^- 的增加，肺液的分泌增加。控制 Cl^- 的转运可调节肺液的分泌。前列腺素、生长因子及肺泡空间的减少等可上调肺液的分泌。

胎儿肺液的产生开始于孕6周。在胎羊孕中期肺液的分泌速度为2 mL/（kg·h），至近足月时逐渐增至5 mL/（kg·h），随后肺液产生减少为出生后做准备。精氨酸后叶加压素、儿茶酚胺、皮质醇、前列腺素E2和心房利钠素均与出生前后胎儿肺液的减少相关，羊水容积也影响肺膨胀进而影响肺生长。对鼠的研究显示通过上皮细胞分泌Cl^-而引起肺液分泌。肺液分泌可引起肺内的压力升高，声带关闭限制了肺液的外流，因此，胸腔内的压力高于胸壁的弹性回缩压力。由于胎肺的压力是保持发育中肺结构开放的关键，因此，肺发育依赖于一定量的肺液。胚胎羊气管结扎诱导的肺扩展可加速肺生长，且可扭转短时期的胚胎肺生长缺陷，证实了牵拉对发育中的肺具有强大促进作用。病理状态如羊水过少，可影响正常肺内液体压力的形成，还可引起肺容积减小或肺发育不全，也可导致肺动脉闭锁、先天性膈疝、骨骼发育不良和膈肌麻痹，这些疾病的肺内压均降低。胎儿肺液过多则肺大于正常。

2. 胎儿呼吸运动　胎儿呼吸运动是保持适当肺容积的另一个重要因素。在人类，超声下于孕10周可观察到胎儿呼吸运动。由于这种呼吸运动可明显改变胸腔内的压力，因此可能影响肺发育。

在不同孕周可观察到不同的胎儿呼吸运动方式。在孕10周，胎儿24 h内大约30%时间出现自主呼吸运动；孕早期胎儿呼吸常不规律，从28周起变为规律的呼吸运动。多种因素可影响胎儿呼吸运动及其方式，包括母体血液供应、血糖水平、呼末CO_2水平及胎儿状态。CO_2和血糖水平的增加、酸中毒及药物（咖啡因和茶碱）均可增加胎儿呼吸运动，而孕妇吸烟、饮酒及吸毒则可减少胎儿呼吸运动。同样，低氧血症、低血糖、宫内感染及前列腺素E2都可能减少胎儿呼吸运动。中断胎儿呼吸运动不仅肺重量减少，而且DNA含量也减少。临床上由于破坏胎儿呼吸运动和肺液平衡而导致肺发育不全的状况包括先天性膈疝、膈神经发育不全、胸部肿瘤、肌强直性营养不良、胎膜早破、严重的羊水过少及气管狭窄。目前对肺发育不全尚无有效治疗方法，因此，更进一步研究其机制尤为重要。

近年来，在有关通过闭塞气管来保持胎儿肺容积和伸展肺组织以促进肺生长的研究取得较大进展，特别是在伴有先天性膈疝时。在不同种属（羊、兔、鼠）的重复研究显示于肺发育的小管期和终末囊泡期采用外科手术闭塞气管，不仅可增加干肺重量，而且增加气道分支、肺泡化、肺泡表面积及Ⅱ型细胞和肺血管生长。

3. 环境因素　肺的发育不仅仅是发生在围产期，肺泡化到出生后2～3岁才完成，而肺功能的完善至少到青春期。因此，在如此长的时间窗内，暴露于环境中的有害因素（如尼古丁、臭氧等）都有可能对肺结构和功能产生影响。宫内和出生后暴露于烟草烟雾与呼吸系统不良结局相关，如肺容积、肺泡数量及气体交换面积的减少。但这些不良作用的精确机制和时机尚不清楚。最新研究显示，在鼠胚胎早期暴露于尼古丁，通过刺激Ⅱ型细胞增殖、分化和代谢及刺激表面活性物质的合成会永久性地改变肺的生长。

第二节　肺的解剖

一、肺形态及分叶

肺位于胸腔内，借肺根和肺韧带固定于纵隔两侧，左右各一。两肺的外形不同，右肺宽短，左肺狭长。肺呈圆锥形，每侧肺都分为一尖、一底、三面和三缘，即肺尖(apex of lung)、肺底（basis of lung)、肋面（castai surface）、膈面（mediastinal surface)、纵隔面（diaphragmatic surface）及三个面交界处的前、后、下三个缘。肺尖钝圆，向上经胸廓上口突入颈根部，肺底位于膈肌顶部上方，与膈穹相适应应略向上凹，呈半月形。肋面对向肋和肋间隙，与胸壁的外侧壁和前后壁相邻。内侧面朝向纵隔，中央有椭圆形凹陷，称为肺门（hilum of lung)，内有支气管，肺动、静脉，支气管动、静脉，神经及淋巴管出入并被结缔组织相包绕形成肺根（root of lung)。两肺根内的结构自前向后排列顺序相同，即上肺静脉、肺动脉和支气管。由上而下的排列顺序则不相同，左肺根为肺动脉、左主支气管、下肺静脉；右肺根为上叶支气管、肺动脉、中下叶支气管和肺静脉。肺前缘（anteriormarge）锐利，在肋面与纵隔面之间。左肺前缘的下部有心切迹（cardiacnotch)，下方有一突起称左肺小舌（lingula of left lung）或称舌叶。下缘位于膈肌上，其位置随呼吸运动而变化。后缘圆钝。左肺由斜裂（oblique fissur）自后上向前下分为上、下二个肺叶，右肺除斜裂外，还有一水平裂（horizontalfissure）将右肺分为上、中、下三叶（图1－1)。

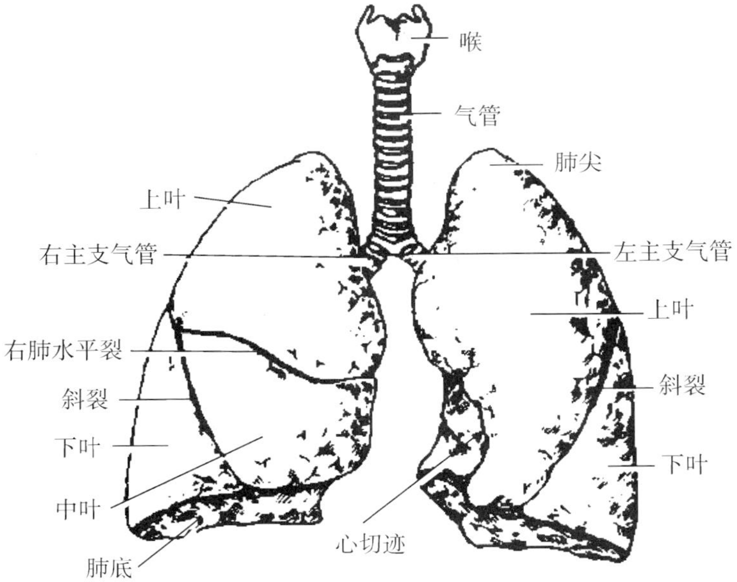

图1－1　肺的形态

二、支气管树

肺是以支气管反复分支形成的支气管树为基础构成的。左、右支气管先在肺门处分为次级支气管，进入肺叶称为肺叶支气管（lobarbronchi），右肺3支，左肺2支。肺叶支气管入肺叶后再分出第三级支气管，称肺段支气管（segmentalbronchi），左、右肺各10支。以后再反复分支为小支气管、细支气管、终末细支气管。从叶支气管至终末细支气管为肺内的导气部。终末细支气管以下再分为呼吸细支气管、肺泡管、肺泡囊和肺泡，为肺的呼吸部。全部支气管繁复分支形成树状，称支气管树（bronchial tree），见图1－2。

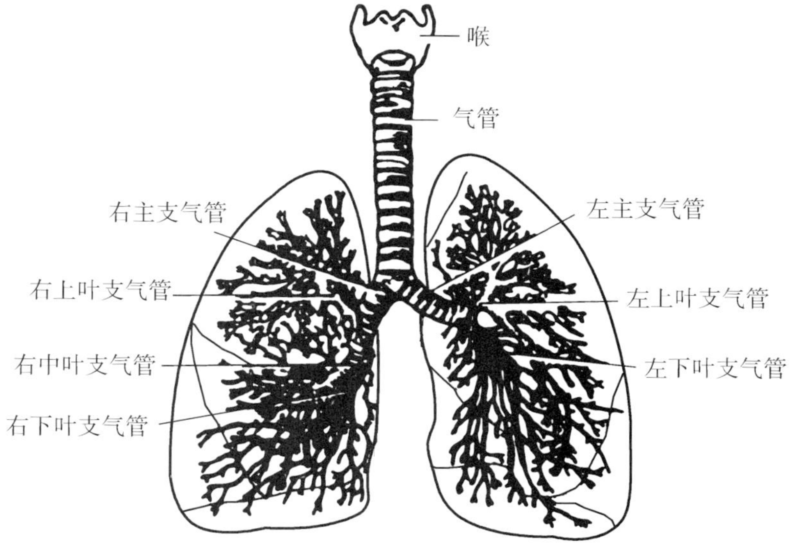

图1－2　支气管树整体观

三、支气管肺段

每一肺段支气管及其分支分布的肺组织称为支气管肺段（bronchopulmonarysegments）。支气管肺段呈圆锥形，尖朝向肺门，底位于肺表面，相邻肺段间隔有结缔组织和肺静脉属支。在肺段内，肺动脉的分支与肺段支气管相伴行，但肺叶静脉的属支则分布于肺段之间。左、右肺通常分别有10个支气管肺段。有时左肺出现共干支气管，此时左肺也可分为8段（图1－3）。支气管肺段名称见表1－5。

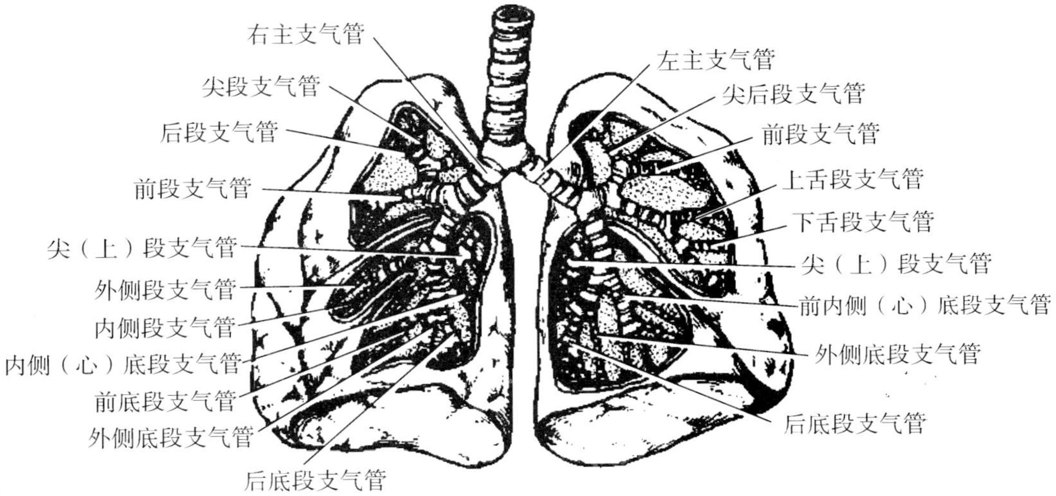

图1－3　支气管肺段

表1－5　支气管肺段简表

右肺支气管肺段		左肺支气管肺段		
上叶	尖段（SⅠ）	上叶	尖段（SⅠ）	尖后段（SⅠ+SⅡ）
	后段（SⅡ）		后段（SⅡ）	
	前段（SⅢ）		前段（SⅢ）	
中叶	外侧段（SⅣ）		上舌段（SⅣ）	
	内侧段（SⅤ）		下舌段（SⅤ）	
下叶	上段（SⅥ）	下叶	上段（SⅥ）	
	内侧底段（SⅦ）		内侧底段（SⅦ）	内前底段（SⅦ+SⅧ）
	前底段（SⅧ）		前底段（SⅧ）	
	外侧底段（SⅨ）		外侧底段（SⅨ）	
	后底段（SⅩ）		后底段（SⅩ）	

四、肺血管

肺有双重循环管道，即肺循环和支气管循环。

1. 肺循环　肺循环是肺的功能性血循环。由右心室→肺动脉→肺毛细血管→肺静脉→左心房构成。出自右心室的肺动脉伴随支气管进入肺内，随支气管反复分支后至肺泡隔内形成毛细血管网，在肺泡处进行气体交换后，毛细血管汇集成小静脉，穿行于肺小叶间结缔组织内，之后汇集成较大的静脉，与支气管伴行于肺门合成两条肺静脉回流到左心房。肺循环是一个低压、低阻循环系统，平静呼吸时肺动脉平均压为15 mmHg。肺循环的主要功能是进行气体交换。

2. 支气管循环　支气管循环是肺的营养性血循环。发自胸主动脉的支气管动脉伴随支气管分支而分布，最终形成毛细血管。提供各级支气管和肺的营养。

第二章　肺脏超声的基本原理与检查方法

超声波是指频率高于 2 万 Hz，超过人耳听力范围的声波。超声波是一种机械波，通常由探头内的压电晶体产生。探头既是发射器，也是接收器。用探头扫描人体时，探头发射的声波在组织内传播，然后再由该探头接收组织中的回声，检测和显示身体内反射和散射的声能构成了超声诊断的基础。超声设备根据声波返回所需往返时间进行反射体的深度定位。要产生二维图像，需要发射一系列超声脉冲到人体组织。当接收的回声信号强度很强时，在监视器上就表现为亮色；当没有信号时，就表现为黑色。所以，超声图像就以不同的强度或亮度来表现反射信号的振幅强度。

第一节　肺脏超声的基本原理

一、声波的常用物理量

1. 波长和频率　声波是一种机械能，在介质中传播，使介质产生压缩和稀疏两种状态的交替变化，这种随压力变化而变化的状态呈现正弦波。如图所示：相同相位点完成一个周期运动时两点之间的距离为波长（λ）；而完成这个周期运动所经历的时间称为周期（T）。单位时间内，运行的周期数，即周期性变化的次数叫做频率（f）。频率的单位是赫兹（*Hz*）。时间和频率互为倒数，即 $f = 1/T$。波长（λ）、频率（f）、声速（c）和周期（T）之间的关系为：$c = f\lambda = \lambda/T$（图 2－1）。所谓脉冲超声，是指一段时间内发射声能，一段时间内不发射声能，如图 2－2 所示。脉冲重复间期（PRP）

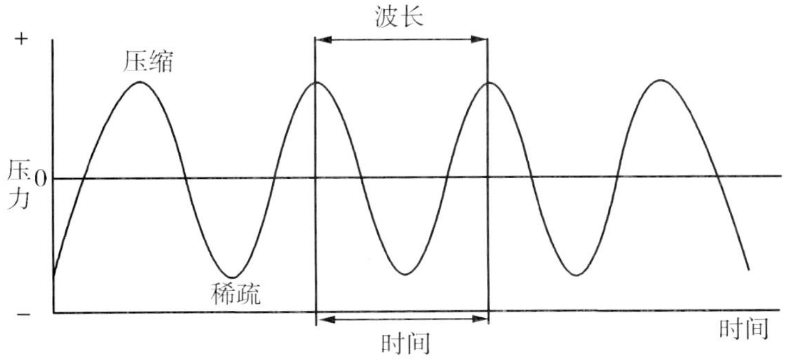

图 2－1　波长与周期的关系

是指从一个脉冲至下一个脉冲之间的时间间隔（ms）。脉冲持续时间是指声能输出的时间。脉冲重复频率就是脉冲持续时间的倒数。空间脉冲的长度（spatial pulse length）是指一个脉冲所占的空间长度（图2－3）。空间脉冲长度和频率与轴向分辨率相关，空间脉冲长度的1/2等于轴向分辨率。为保证分辨率和穿透率，新生儿肺脏超声诊断的频率为7.5～14 MHz。

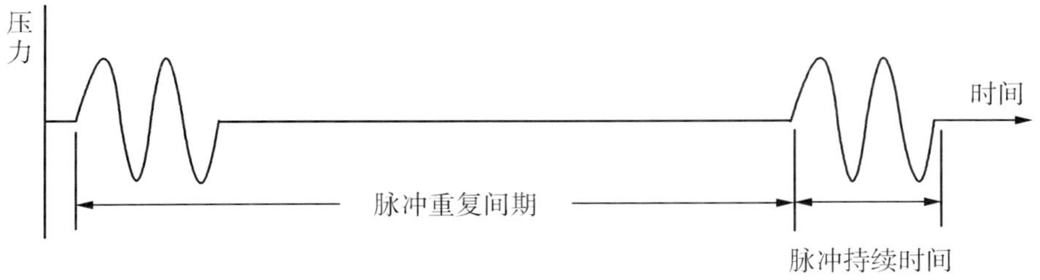

图2－2　脉冲重复间期和持续时间

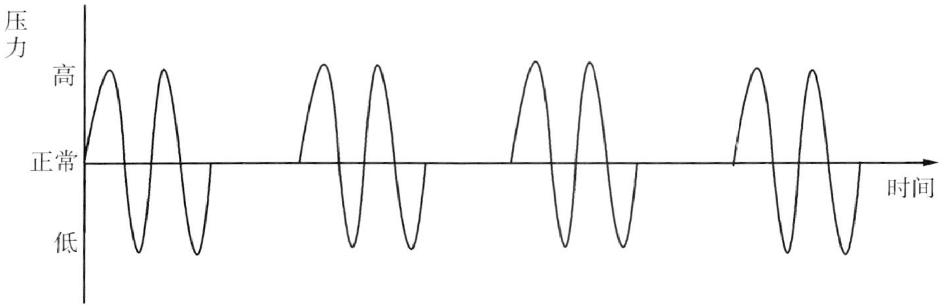

图2－3　空间脉冲长度

2. 声波的传播速度　声波在人体组织中传播，不同的组织中，声波的传播速度不同。声波传播速度的快慢，主要取决于传播声波的介质在压缩时遇到的阻力，而阻力主要受介质的密度和硬度（或弹性）影响。声波的传播速度随介质的硬度增加而增加，随介质的密度增加而降低。声波的传播速度不受声波的频率和波长的影响。声波在人体软组织中的平均传播速度大约为1 540 m/s，而在肺脏和脂肪中的传播速度则远远小于该值，如在脂肪组织中大约为1 450 m/s，在空气中大约为330 m/s，肺脏内充满了气体，所以声波在肺脏中传播速度也比较慢，而声波在骨骼内的传播速度快，大约为4 080 m/s。

3. 距离测量　需首先超声成像技术，假设声速是一个恒定值。那么，基于精确的回波时间测量，我们就可以准确地测量距离。例如，从发射脉冲开始计算时间，当声波返回时，所用的往返时间总计是0.05 ms，声波的传播速度是1 540 m/s，则声波经历的距离是7.7 cm（1 540 m/s×100 cm/m×0.000 05 s＝7.7 cm），由于所需时间用于往返路程，所以从反射界面到探头的距离是7.7÷2＝3.85（cm）。根据这个原理，我们就可以计算靶目标距离体表的位置。

4. 声阻抗　目前的超声扫描仪的原理就是检测和显示反射声波或回声。当声波在完全均匀一致的介质中传播时，介质呈无回声或囊肿特征。两种不同物理特性的组织接触面就形成了界面，这种界面会反射一定的声波能量。反射的声波能量的多少取决于形成界面的这两种组织的声阻抗差异。声阻抗（Z）的定义为组织的密度（ρ）乘以声波在该组织中的传播速度（C），即 $Z=\rho c$。形成界面的两种组织的声阻抗差异决定了回声信号的强弱。声阻抗差异越大，则反射回的能量就越多；若两种介质的声阻抗相同，则界面不会产生回声。例如，组织－空气（胸壁－肺）界面的声阻抗差异很大，导致99%的声波被反射回来，没有能量进一步进入组织成像。所以，当对健康肺脏进行扫描时，肺部声像图呈均一的杂乱无章的灰色，而不是实体结构。基于这样的原因，在进行超声扫描时，要在探头和扫描区域的皮肤间涂以耦合剂，使患者的皮肤和探头之间没有气体，声波能量才能顺利进入人体组织。当肺脏发生病理变化时，肺脏内的气体量减少，扩展到肺叶周边，或胸膜腔内积液，使得肺脏超声检查成为可能，这些就形成了胸膜肺超声的基础。目前肺脏超声被认为是用于重症监护病房（ICU）和住院患者的快速、无创、先进的诊断方法，费用低且没有副作用。

二、声波和组织的交互作用

超声波在传播过程中沿着扫描线的方向前进，遇到脏器和组织时，会发生一系列的相互作用，如衰减、声能吸收、反射、散射、折射和衍射等。

1. 衰减　声波在组织中传播时，由于被组织吸收、散射和反射，能量会发生衰减。衰减程度取决于声波的频率和传播声波的介质的特性。声波的频率越高，衰减得就越多，因此，探头的频率决定了探查的深度和获取有用信息的多少。不同组织的衰减系数不同，骨骼和空气的衰减系数大约是5 dB/（cm·MHz）和12 dB/（cm·MHz），而软组织大约是0.7 dB/（cm·MHz）。所以，在骨骼的后方多呈现黑色的没有信息的区域，我们称之为声影。在进行新生儿肺脏扫描时，肋骨、肩胛骨的后方就是声影。衰减其有重要的临床意义，它可影响探头的选择、时间增益补偿、声输出和系统增益的调节。

2. 声能吸收　声波在组织传播过程中，其部分能量会被组织吸收，这是导致声能衰减的主要因素。所以，在图像的远场常常采用增益补偿，以保证图像的一致性。

3. 反射　两种声阻抗不同的介质会使部分声能量返回探头，形成回声。回声的产生和检测是超声成像的基础。两种介质间的界面对超声反射的方式取决于该界面的大小和表面特点。当界面大而平滑时，其反射的能量非常多，如同镜面反射光源，此时我们称之为镜面反射界面。进行肺脏超声检查时，膈肌和胸膜常常成为镜面反射界面，当入射声波垂直于界面时，声波直接返回探头，因而形成强回声；当声波斜向入射到膈肌时，反射的声波将偏离方向，不能返回探头，回声就不能显示。所以，镜面反射界面的回声特点取决于声波的入射角度。

三、彩色超声

新生儿肺脏超声检查，可通过彩色多普勒帮助鉴别低回声区域是不是血管结构，同时可以帮助分辨动脉和静脉及血流方向。目前，彩色多普勒超声技术在临床上已得到了广泛的认可，成为超声临床诊断中一项不可或缺的很有意义的技术。彩色多普勒超声技术把选定的区域内的血流信息用颜色表示出来，叠加在表示肌体解剖结构的灰阶或伪彩图像上。临床上，一个组织区域的血流信息往往可以告诉我们这个区域的组织是否正常工作。在新生儿肺脏检查时，血流信息可帮助我们观察实变后肺脏的血流特点，并可获取血流动力学的参数，如流速、阻力指数等指标。当然，彩色多普勒的应用还远不止这些。

彩色多普勒技术的物理学基础是多普勒效应，即散射源面向探头移动，回波频率会变高；散射源背向探头移动，回波频率会变低。频率的变化和散射源的移动速度成正比，也就是说，如果已知频率的变化和一些相关参数，我们就可以反推出来散射源的移动速度。这就是彩色多普勒成像最根本的物理基础。超声仪器把血流的速度和方向信息进行彩色编码，然后再和传统 B 模式图像叠加起来，就形成了彩色多普勒图像。在进行新生儿肺脏超声彩色血流检测时，由于新生儿的呼吸频率较快，因此，要采用相对较高的脉冲重复频率（速度标尺）和壁滤波，以减少由于胎儿呼吸运动导致的彩色噪声。

四、超声伪像

超声由于其物理特性，会产生很多伪像。传统上，我们在学习超声诊断技术时，一个很重要的内容就是要学习如何识别和避免伪像。伪像是错误的图像，图像上显示的结构实际上并不存在。伪像一般是由影响声束传播的物理现象所引起的。另外，也有一些由扫描技术的缺陷和超声设备的不恰当使用所导致的伪像。前者是难以避免的，而后者则是可以避免的。

在实际操作中经常遇到的伪像有混叠（aliasing）、噪声（speckle）、变形（distortion）、移位（displacement）、增强效应（enhancement）、声影（shadowing）和混响伪像（reverberation）等几种。

要理解伪像，我们就要认真考虑形成超声图像的一些基础假设。

（1）声波是沿直线传播的。

（2）对结构的反射是沿着声束的中轴返回的。

（3）声束在垂向即厚度方向上是非常非常薄的。

（4）反射强度与反射体的散射强度相对应，或者说声波的振幅的大小是与组织间的声阻抗差异的大小成比例的。

（5）声束在组织内的传播是均匀的，速度是精确的，是常数，为 1 540 m/s。反射体和探头表面的距离与声束往返时间成比例。

（6）声波直接到达反射体后返回，路径最短。

（7）检测到的回声总是源于最后的超声脉冲。

但在现实中却并非如此，这些假设并不总是真的，有各种例外的情况发生。声波的特性、扫描技术的失误、仪器使用错误及解剖结构的原因，均可导致伪像的产生。伪像的存在会使我们误以为原本不存在的结构存在或使得重要线索模糊不清。这些伪像的存在有时会让我们感到费解，有时会让我们坠入陷阱，从而导致误诊。因此，在超声检查过程中，是否能够识别伪像，避免失误，并且获得高品质图像，比其他影像更多取决于操作者的技巧。在临床工作中我们要理解并能够识别伪像，从而避免伪像，这一点是十分必要的。

但在进行肺脏超声检查时却恰恰相反，我们需要充分地利用伪像对肺脏疾病进行诊断和鉴别诊断，其中最有利用价值的伪像是混响伪像。混响伪像是源于特殊反射界面导致重复反射形成空间上等距的线性回声。当距离探头表面比较近的地方有高反射界面时，入射声波离开探头作用于该强反射界面，反射回声返回探头表面，又再次返回到人体组织。这种声波振荡来来回回，直到能量完全衰减掉。如图 2－4 所示，第一脉冲（声波 1）离开探头，遇到圆形结构的强反射界面后反射回探头，形成回声 1（E1）；剩余的能量（声波 2）又返回到组织内，发生如第一脉冲一样的反射，同样形成高回声 E2，然后又返回组织形成回声 E3，这样近场在探头和强反射界面之间就发生来回的高振幅反射。正常的肺脏，当声束垂直入射到胸膜时，就会产生这种多重反射，呈平行的、强度逐渐降低且间距相等的线性回声。当声束不垂直于胸膜时，多重反射就基本没有（图2－5）。所以，用超声扫描肺脏时，尽量使声束垂直于胸膜，以明确诊断正常和异常的肺脏。

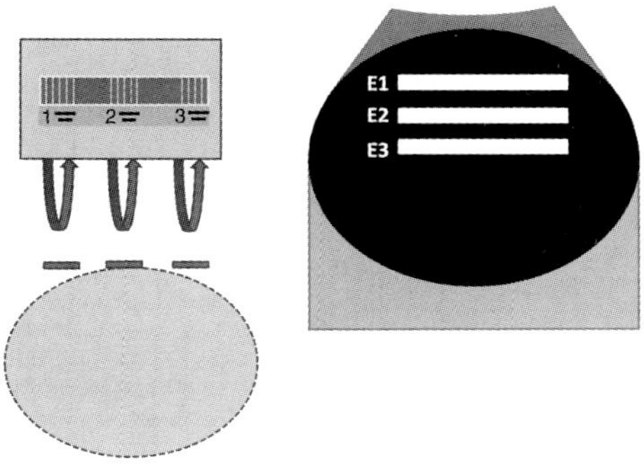

图 2－4　混响伪像的形成

本彩图见书末彩插。

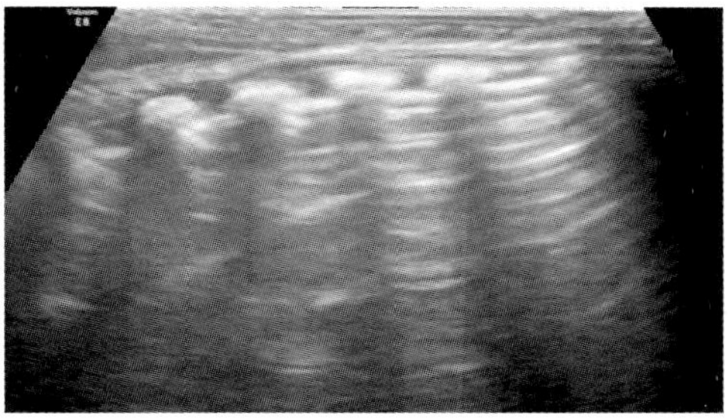

图 2－5　混响伪像的产生

靠近探头标志的区域由于声束和胸膜不垂直，其后方没有形成多重反射。而与探头标志相对的区域，由于声束垂直于胸膜，后方形成平行的多条线性回声，即下述 A 线。

第二节　肺脏超声的检查方法

一、探头的选择

新生儿肺脏超声使用高频线阵探头。高频线阵探头可以提供较高的分辨率。线阵探头频率为通常 7.5～14 MHz，可根据患儿大小，选择相对低或高频的线阵探头，并根据需要，进一步调节探头的二维和彩色频率范围，以满足二维图像的分辨率、穿透性及血流的敏感性。在没有合适线阵探头的情况下，可以考虑使用凸阵探头，但应尽量使用高频的凸阵探头。

二、检查方法

通常以腋前线、腋后线为界，将每侧肺脏分成前、侧、后三个区域，即两侧肺脏被分为6个区域。在进行肺脏超声检查时，需对肺脏的各个区域进行纵向（探头与肋骨垂直）或横向（探头沿肋间隙走行）扫查，以纵向扫查（与身体纵轴平行）最为重要和常用。

三、超声检查时的注意事项

（1）检查者要有熟练的操作技术。

（2）按照仪器的操作规程进行操作。

（3）尽量减少对新生儿的不良刺激，通常宜在床边检查，尤其是高危儿。耦合剂要预热，注意保暖、减少热量散失等。宜在患儿安静时，最好是睡眠状态下进行，但除非有医疗指征，一般不宜使用镇静剂，必要时可给予少量10%水合氯醛灌肠或使用安慰奶头。

（4）注意消毒隔离。操作者应洗手，无论扫查新生儿哪个部位，都要在进行完检查后，清洁消毒探头，避免交叉感染。探头的清洁与消毒可采用如下步骤：①用清水冲洗或用湿软布擦拭探头表面的污染物，若探头表面有干、硬污染物，不容易去除时，可以使用Enzol®酶清洁剂帮助清洁。②清洁探头后，采用T－Spray™与T－Spray IIᴹ进行消毒。T－Spray™与T－Spray IIᴹ不含有酒精和苯酚，不会引起探头损伤。③若探头污染比较严重，清洁后，可将其浸泡在25 ℃的Cidex Plus®（3.4%戊二醛溶液）中20 min进行高效消毒。关于清洁和消毒探头的更详细的信息，可通过http://www.civco.com查阅。

目前，更为简单、省时的方法是采用保护套。将保护套套在探头表面和与保温箱接触部分的探头线上，然后涂上无菌耦合剂进行扫描。每完成一名新生儿检查，更新一个新的保护套。

第三章　新生儿正常肺脏超声

第一节　肺脏超声常用术语

学习和掌握肺脏超声，首先应熟悉和了解肺脏超声检查时常用的超声术语，这些术语是使用超声诊断肺脏疾病的基础。

一、胸膜线（pleural line）

胸膜线是胸膜－肺表面的界面回声所形成的回声反射。在超声下，胸膜线呈光滑、规则的线性高回声（图 3－1），正常情况下厚度不超过 0.5 mm。如胸膜线消失、粗糙、增厚（＞0.5 mm）或不规则等，均为异常。源自胸膜线的伪像有两种，一种是水平的 A 线（A－line）。另一种是与其垂直的 B 线（B－line）。这两种伪像奠定了肺脏超声的基础。

二、A 线（A－line）

A 线是一种混响伪像，位于胸膜线下方，呈一系列水平的、与胸膜线平行的线性高回声，彼此间距相等，该间距等于皮肤到胸膜线间的距离。A 线的数量和超声仪器设置的深度（depth）相关，当探查部位较深时，可见到较多的 A 线显示在屏幕上。

三、B 线（B－line）与彗星尾征（comet－tail artifact）

起源于胸膜线并与之垂直、呈放射状发散至肺野深部并直达扫描屏幕边缘的线性高回声称为 B 线；而未达扫描屏幕边缘、较短的线性高回声称为彗星尾征（图 3－1～图3－4）。但是否到达扫描屏幕的边缘，除与它们产生的机制可能不同有关外，还与图像深度的设置有关。正常儿童和成人肺脏在超声下见不到 B 线，但由于胎儿肺脏富含液体，因此，新生儿在超声下常可以看到少量 B 线，常于出生后 48～72 h 后完全消失。

关于 B 线的成因，不同的学者持不同的观点，但比较多的是认为 B 线就是彗星尾征。当观察对象与其周围组织的声阻抗存在明显差异时（新生儿肺脏气－液界面），就会产生彗星尾征。彗星尾征属于混响伪像的一种，混响伪像可产生于大的界面，也可产生于小的界面，但彗星尾征仅在小的强反射界面间才会产生。由于存在两个强反射界面，超声波在两个界面间往返反射。因两个界面距离很近，形成的回声也非常近，故无法区分哪个回声源于哪个界面。连续多重反射间的时间延迟被解读为距离，结果就形成一

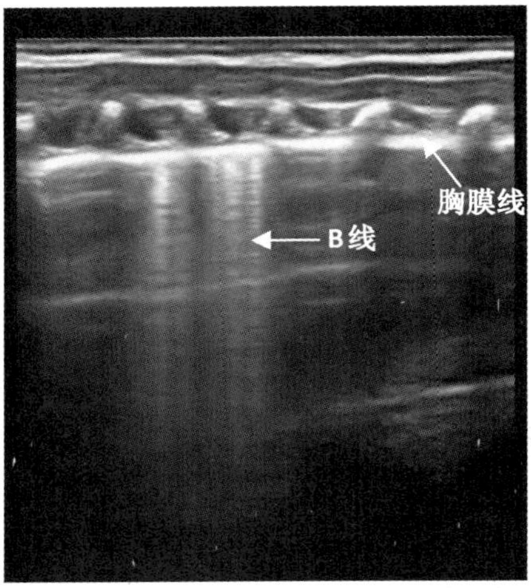

图 3 -1　胸膜线与 B 线

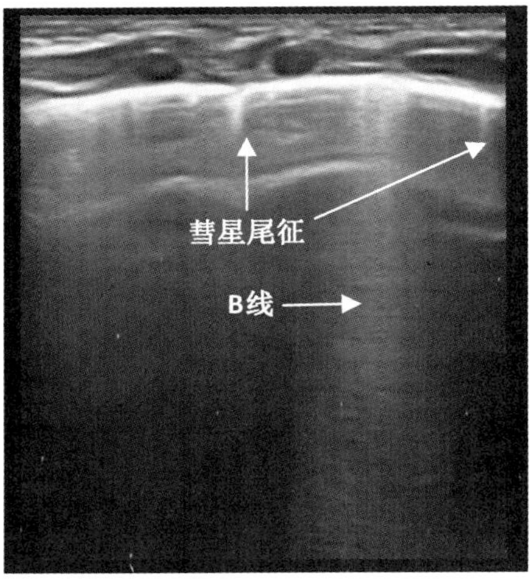

图 3 -2　B 线与彗星尾征

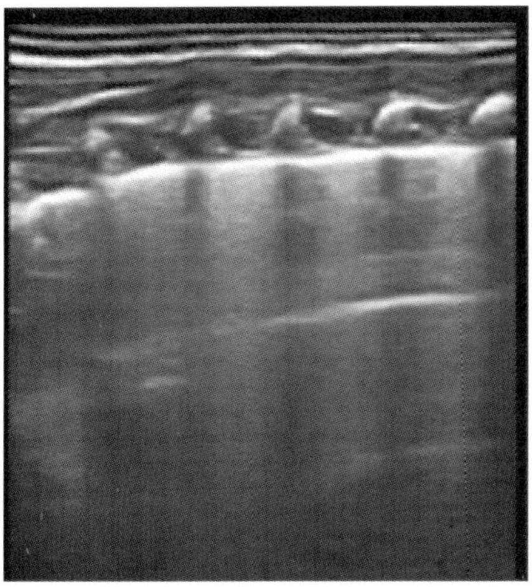

图 3 -3　实时超声下的 B 线
http：//www. hnstp. cn/download/book/dttp/3 -3. avi

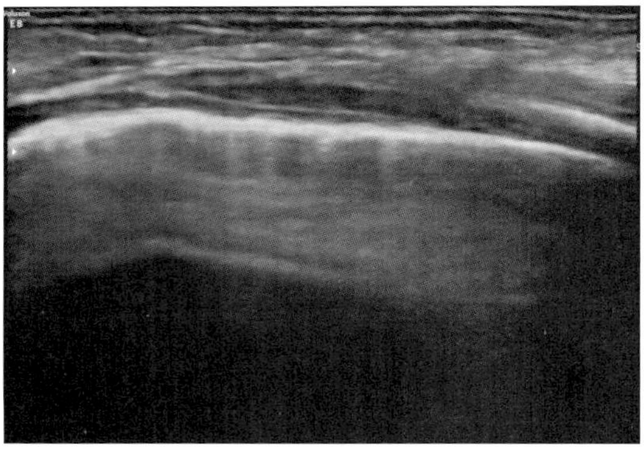

图 3 -4　实时超声下彗星尾征
http：//www. hnstp. cn/download/book/dttp/3 -4. avi

成一个好像有一个持续的能产生一系列彼此非常接近的假界面的界面中心，而声波就陷入到这个密闭的系统中，产生无数来来回回的回声反射。在图像上由于衰减强度逐渐降低、宽度也逐渐变窄的成串的线性高回声，形态如三角锥形。也有学者认为，彗星尾征的宽度随深度增加逐渐增宽，可达 1 cm。彗星尾征的形态复杂多样，取决于靶目标的形态、成分、大小，扫描的方向，以及靶目标与探头的距离。彗星尾征通常见于无回声区域内，这种伪像在胆囊结石患者的胆囊超声图像和 3 d 内正常新生儿的肺脏超声图像上常见。B 线与彗星尾征可通过肋间隙直接扫描肺脏，或剑突下以肝脏做声窗，膈肌和肺脏的界面进行观察（图 3 -5）。

Feldman 等认为 B 线的成因是振铃效应或振铃伪像（ring down）。振铃效应曾被认为是彗星尾征的一种变异，因为两种伪像的形态相似，但二者的成因有所不同。当肺脏间质发生病变，有液体积聚时，发射的超声波能量会引起四面有气泡中心液体共振，而这种振动产生的连续声波又返回探头，激励震荡晶体，产生线性或一系列平行的线性回声从气体的后方向深处延伸。对此，Soldati 等进行了如下实验，采用 6.6 ~ 10 MHz 的线阵探头和 3.5 ~ 5 MHz 的凸阵探头，使用基波成像：①单一动态气泡（21 ~ 14G 针产生的不同直径的气泡），除了在一些气泡能看到非常短的彗星尾征和气泡的横向或纵向的变形外，不会产生振铃效应。②单一静态气泡在 3.5 ~ 10 MHz 频率的超声波作用下不会产生振铃伪像，它只是一个特殊的反射体，产生长 2 ~ 3 mm 声影。气泡越大，混响越明显，表现为多条横线向后方延伸，在气泡的边缘可见点状回声增强。③单层一串彼此挨着的气泡不产生振铃伪像，气泡间的液体层是强回声的，或可产生典型的彗星尾征，混响回声向深度方向逐渐变窄。④两层气泡（气泡直径 1 ~ 4 mm）可产生清晰的振铃伪像，因此，湿的泡沫环境是独立的三维充气结构产生的物理学基础。单层气泡，伪像源于气泡的界面而不是气泡本身。Avruch 等也认为，B 线是由振铃效应导致的，是呈实线状或从气体积聚部位辐射出去的一系列平行带状回声。振铃伪像起源于周围有 4 个气泡（上 3 个，下 1 个）的喇叭形中心液体，连续的声波返回被超声波击打的探头，扫描仪的电子处理器将这种连续的波转换成一系列带状回声，这就是我们所看到的振铃伪像（图 3 -6）。

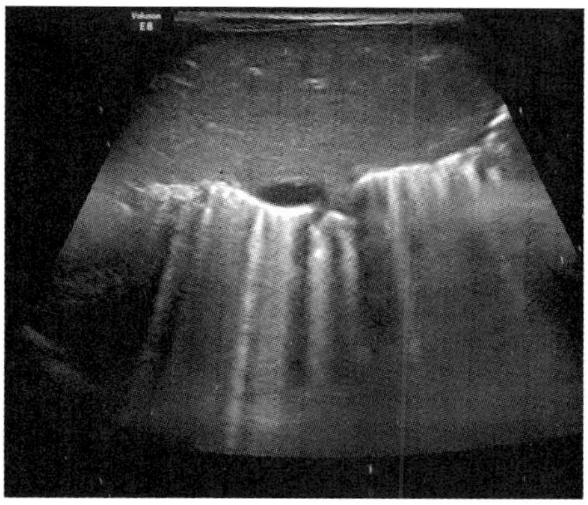

图 3 -5　B 线（剑突下扫描）

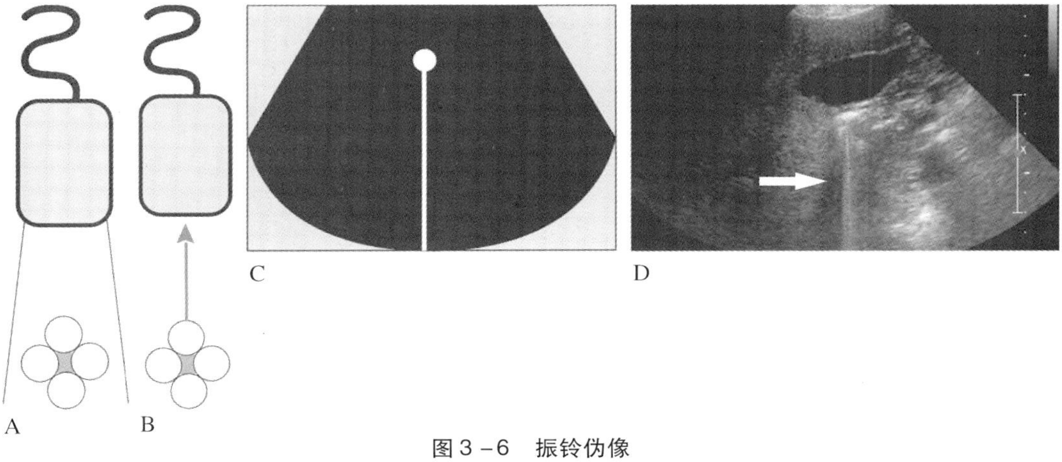

图 3 -6　振铃伪像

A. 声束作用于中间有液体的一串儿气体。
B. 液体的振动产生的连续的声能，返回到探头表面。
C. 呈线性高回声反射直达后方。
D. 左侧卧位，胆囊后方的十二指肠内的气液界面产生的振铃效应（箭头所示）

就肺脏超声而言，不同的文献，有不同观点，有的采用彗星尾征，有的使用振铃效应。我们认为，就临床诊断而言，不必纠结使用什么伪像名词，称为 B 线或彗星尾征都可以。致密 B 线的根源在于存在肺泡 - 间质综合征（alveolar - interstitial syndrome，AIS）（图 3 -7）。获取致密 B 线的先决条件是探头与肋骨垂直而不是沿着肋间隙扫描，若沿着肋间隙扫描，永远不会有肋骨的声影，则易于误诊为致密的 B 线（图 3 -8）。因为一般情况下，肺表面没有致密结构。超声不能观察没有到达肺脏表面的血管，也不能观察到叶间隔，同时高分辨率 CT 也不能观察到叶间隔。肺脏表面叶间隔的厚度与两条 B 线的间隔一致。另外一种产生 B 线的情况是有毛玻璃样改变的区域，对应毛玻璃样病变区域，发生 B 线的数量会更多。

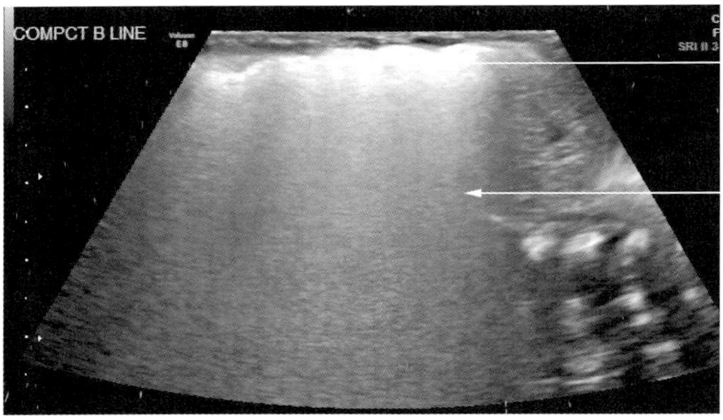

图 3 -7　致密 B 线

探头与肋骨垂直，没有肋骨的声影显示，整个肺野呈现密集的 B 线。

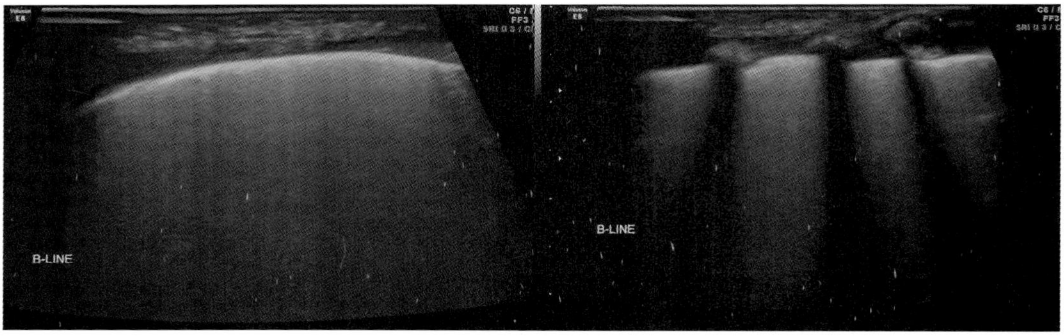

图 3 -8　致密 B 线的鉴别

探头放置于肋间隙，与肋骨平行扫描，视野内表现虽然与密集的 B 线类似，但实际不是密集的 B 线（左图）。当探头旋转 90°与肋骨垂直扫描时，皮下可见肋骨回声，视野内则表现为 B 线和肋骨的声影（右图），由此可以鉴别。

四、肺滑（lung sliding）

在实时超声下，可见胸膜线随呼吸的运动而运动，呈现为上下往返的与胸壁相对的运动，称为“肺滑”（图 3－9）。

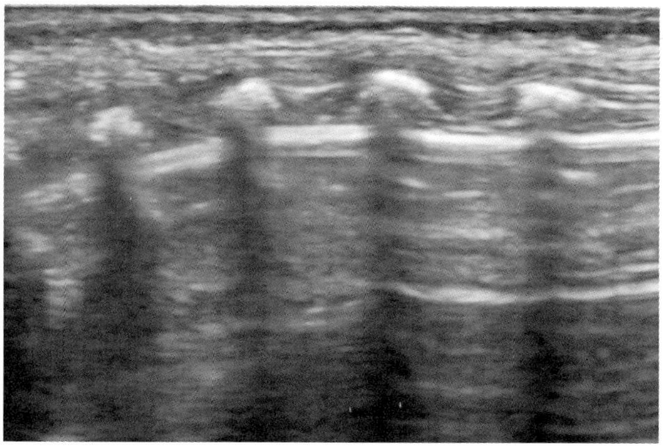

图 3－9　肺滑

http：//www.hnstp.cn/download/book/dttp/3－9.avi

五、肺实变（lung consolidation）

肺实变时，肺的超声影像呈“肝样变”（hepatization），可伴有支气管充气征（air bronchogram）或支气管充液征（fluid bronchogram），（图 3－10）。肺实变是最重要的肺脏超声影像学征象之一，对呼吸窘迫综合征、肺炎、肺不张的诊断具有重要价值。

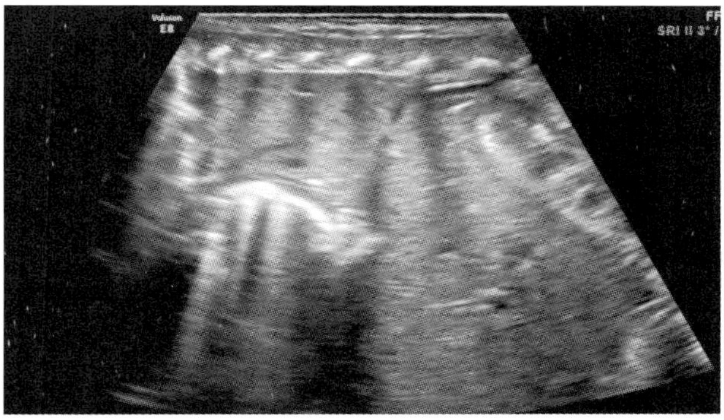

图 3－10　肺实变

http：//www.hnstp.cn/download/book/dttp/3－10.avi

六、肺岛（spared areas）

肺岛是指至少有一个肋间区域大小的、周围被肺泡－间质综合征区域包绕着的正常肺组织（图 3－11）。

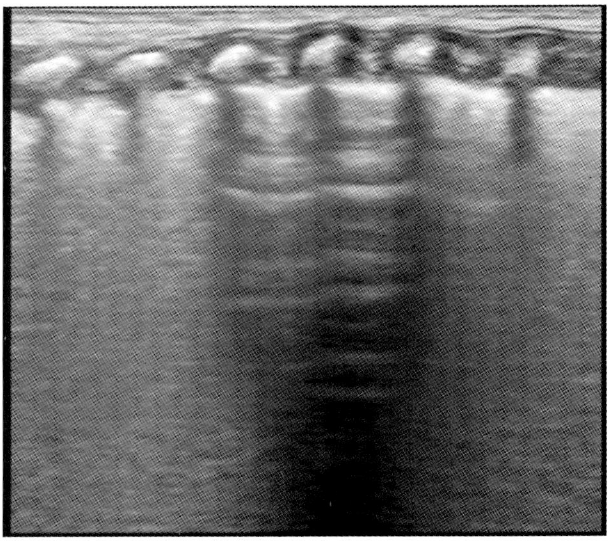

图3－11　肺岛

七、肺泡－间质综合征（alveolar－ interstitial syndrome，AIS）

肺野内存在3条以上B线时，称为肺泡－间质综合征（图3－12）。

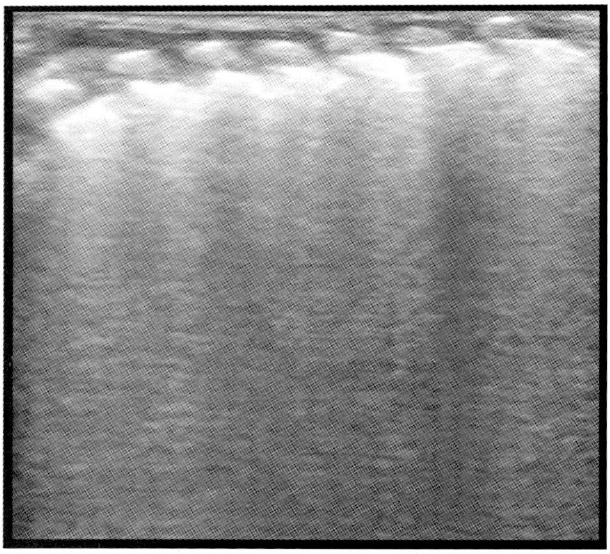

图3－12　肺泡－间质综合征

八、弥漫性白肺（bilateral white lung）

弥漫性白肺时，肺野的六个区域均表现为密集的B线，A线消失，没有“肺岛”存在。“白肺”是严重AIS的表现，是由于肺间质和肺泡存在大量液体所致。

九、间质综合征（interstitial syndrome）

纵向扫查时，在两根肋骨之间有多条（3 条以上）彗星尾征存在时，称为间质综合征时。其自肺 - 胸壁界面向远处展开。

十、肺搏动（lung pulse）

在实时超声下肺滑消失，但在胸膜线处可见实变的肺组织随心脏的搏动而搏动，称为肺搏动。肺搏动是严重肺实变（如肺不张）的重要超声影像学特征。肺搏动可通过实时二维或 M 型超声进行观测（图 3 - 13）。

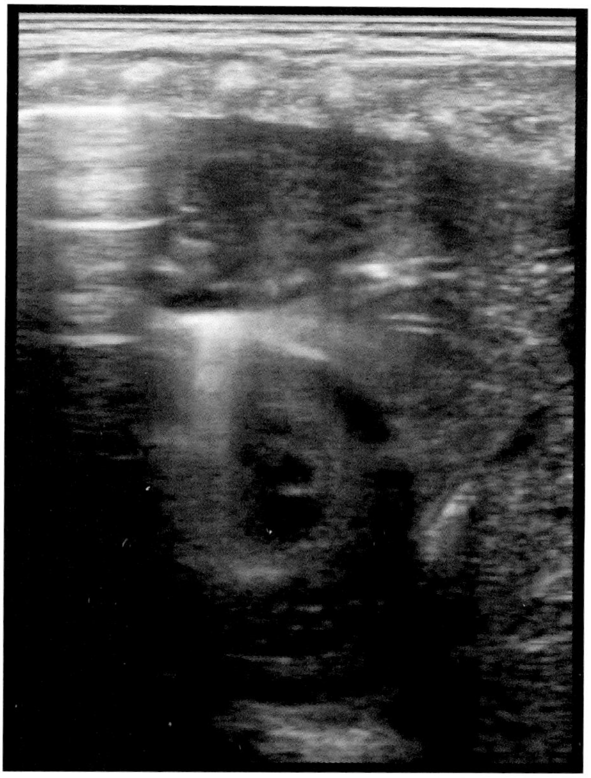

图 3 - 13　肺搏动

http：//www. hnstp. cn/download/book/dttp/3 - 13. avi

十一、肺点（lung point）

肺点是指在实时超声下，随着吸气和呼气运动，正常肺脏影像与异常肺脏影像交替显示的分界点。正常的肺脏有肺滑和 A 线或少量彗星尾征；异常影响则表现为肺滑消失，但 A 线仍存在。B 型和 M 型超声均可检测到该点，但 M 型超声更容易。肺点可准确定位气胸时气体的边界，对局灶性气胸的诊断与鉴别具有特异性价值。

十二、双肺点（double lung point）

由于病变程度或性质的不同，在超声影像上下肺野之间形成的鲜明的分界点，称为双肺点。双肺点对新生儿暂时性呼吸增快症（湿肺）的诊断与鉴别诊断具有特异性价值。

第二节　新生儿正常肺脏超声

一、正常肺脏的超声表现

新生儿正常肺组织在超声下呈低回声（黑色）；胸膜线呈高回声，光滑、清晰、规则，宽度不超过 0.5 mm；A 线也呈光滑、清晰、规则的高回声，与胸膜线等间距平行排列，并随深度增加回声强度逐渐减低；无（出生 3 d 以后）或仅有少数几条 B 线（出生 3 d 以内），无肺泡－间质综合征和胸腔积液（图 3－14）。

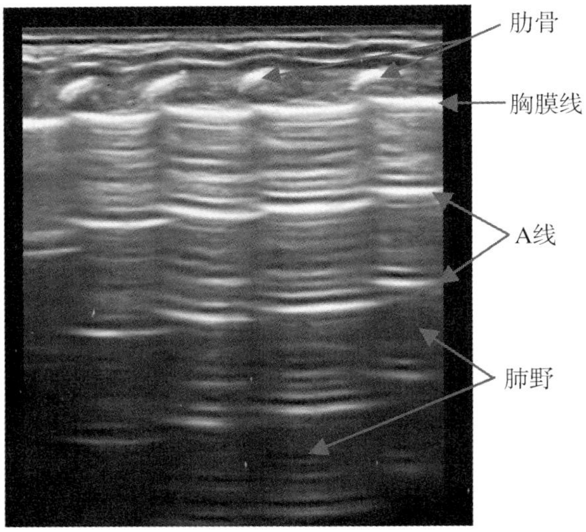

图 3－14　新生儿正常肺脏超声声像图表现

二、肺脏超声检查的适应症

多种肺部疾病，如气胸、感染性肺炎、肺不张、胸腔积液、呼吸窘迫综合征、肺水肿和肺泡－间质综合征的诊断，膈肌异常，动态观察肺炎和肺不张的恢复过程，以及在超声引导下支气管灌洗液的留取、胸腔积液的抽吸等均是肺脏超声检查的适应证。本书将对新生儿期常见肺脏疾病的超声诊断予以介绍。

三、肺脏超声检查的局限性

任何技术均难以达到尽善尽美、无需改进的地步，作为刚刚起步的肺脏超声更是如此。因此，当采用肺脏超声作为肺脏疾病的常规监测工具时，要注意它的局限性。对肺脏超声的检查和对图像的正确解释需要经过一定时间的正规训练，拥有必要的知识和技能才能完成。每天都要做若干例检查，以熟悉技巧、摸索和掌握经验。一般而言，对诊断胸腔积液、肺实变和肺泡－间质综合征的学习可以在比较短的时间内完成，一般6周内可基本掌握；而对于气胸的诊断和图像采集，则需要经过较长时间的学习才有可能完成，主要原因是气胸的发病率不高，事实上，气胸图像的采集和诊断技巧是肺脏超声学习和培训中最难的一部分。肺脏超声也有其自身的固有限制，这种限制不依赖于操作者，而依赖于患者。例如，肥胖患儿由于其脂肪层比较厚，欲获取好的图像相对不易；皮下气肿也阻碍了声波的传导；最后一点也是比较重要的一点，就是超声不能用于肺气肿的诊断。

第四章　新生儿呼吸窘迫综合征

新生儿呼吸窘迫综合征（neonatal respiratory distress syndrome，NRDS）又称肺透明膜病（hyaline membrane disease，HMD），是指由于各种原因引起肺泡表面活性物质（pulmonary surfactant，PS）原发或继发性缺乏，导致从肺泡壁至终末细支气管壁嗜伊红透明膜形成和肺不张，以致新生儿出生后不久出现以进行性呼吸困难、青紫和呼吸衰竭为主要临床表现的严重肺部疾病。既往认为该病主要见于早产儿。但近年来，随着产前皮质激素或（和）产房内 PS 预防的常规应用及生后 INSURE（intubation – surfactant – extubation，气管插管 – 肺泡表面活性物质 – 拔管）技术的早期开展，严重、典型的呼吸窘迫综合征（RDS）在早产儿中已越来越少见，而有关足月儿 RDS 的报道则越来越多。RDS 是新生儿呼吸困难及导致新生儿死亡的主要原因之一，因此，一直受到新生儿和产科医师的高度重视。

第一节　早产儿呼吸窘迫综合征

一、发病率

早产儿 RDS 的发生率与胎龄和出生体重密切相关。胎龄越小、出生体重越低，发病率越高，如胎龄小于 28 周者为 80%，29 周者为 60%，32～34 周者为 15%～30%，35～37 周者为 5%，39 周者几乎为 0；出生体重低于 750 g 者发生率为 80%，750～1 000 g者为 55%。

二、病因与发病机制

1. 肺泡表面活性物质缺乏　肺泡表面活性物质是一种磷脂蛋白复合物，由肺泡Ⅱ型上皮细胞合成和分泌，覆盖在肺泡表面，可降低肺泡表面张力，保持功能残气量，减少液体自毛细血管向肺泡渗出，稳定肺泡内压，防止呼气末肺泡萎陷。PS 缺乏时肺泡表面张力增高，根据公式 P（肺泡回缩率）$=2T$（表面张力）$/r$（肺泡半径），在呼气末半径小的肺泡先萎陷，于是发生进行性肺不张。PS 中磷脂占 80%～85%，其中磷脂酰胆碱（卵磷脂；phosphatidylcholine，PC，亦即 lecithin）是起表面活性作用最重要的物质，孕 18～20 周开始产生，但增加缓慢，至 35～36 周才迅速增加，故 37 周以前的早产儿多缺乏此种物质。其次是磷脂酰甘油（phosphatidyl glycerol，PG）和鞘磷脂

（sphingomyelin）等。PG 在 26～30 周以前浓度很低，30 周后与 PC 平行升高，36 周达高峰，以后又有下降，至足月（孕 40 周）时仅为峰值的 1/2。鞘磷脂含量较恒定（仅在 28～30 周出现小高峰）。因此，羊水或气管吸引物中 L/S（lecithin/sphingomyelin）比值常用来判断肺的成熟度。PS 中蛋白占 10%～13%，其中约 50% 能与 PS 结合，称为表面活性蛋白（surfactant protein，SP），与磷脂结合后可增强表面活性作用，包括 SP－A、SP－B、SP－C 和 SP－D 等几种。

2. 高胰岛素血症（血浆胰岛素水平升高）　在胎儿时期，血浆肾上腺皮质激素可促进 PS 的合成；而胰岛素则可拮抗肾上腺皮质激素对 PS 合成的促进作用。因此，如果胎儿血浆胰岛素水平升高，则抑制 PS 的合成而不利于肺成熟。这种情况最常见于糖尿病母亲婴儿，其 RDS 的发生率较正常高 5～6 倍。

3. α_1－抗胰蛋白酶参与肺透明膜形成　有研究认为，α_1－抗胰蛋白酶（α_1－AT）参与肺透明膜的形成。α_1－AT 可以抑制多种组织蛋白酶，对维持肺的结构和功能起重要作用。肺透明膜的形成可能是由于纤溶酶原激活物缺乏，而 α_1－AT 又抑制纤溶酶的作用而造成渗出的血浆纤维蛋白不能被纤溶酶降解，从而形成肺透明膜。

4. 其他　PS 的合成还受体液 pH 值、体温和肺血流的影响，故围生期窒息、低体温、前置胎盘、胎盘早剥和母亲低血压所致的胎儿血容量减少等，均可促使 RDS 的发生。剖宫产儿、双胎的第二婴儿和男婴，RDS 的发生率也高。

三、病理生理变化

既往，根据特异的病理改变，NRDS 被称为 HMD。组织学检查可见肺泡充气不良及萎陷、肺泡内膜大量纤维素沉着形成透明膜、细胞碎片及大量红细胞渗出（图 4－1）。肺泡表面活性物质缺乏、肺泡表面张力（即肺泡回缩力）增加致半径最小的肺泡最先萎陷，引起进行性肺不张、肺通气不良、肺潮气量和肺泡通气量下降，但肺血流正常，因此肺通气/血流比值下降，致低氧血症和混合性酸中毒，进而引起肺小动脉痉挛、肺动脉压力与肺循环阻力升高，卵圆孔和动脉导管开放，终致右向左分流而导致持续胎儿循环（persistent fetal circulation，PFC）。由于肺灌流量下降、肺组织缺氧而加重；肺泡壁和肺泡毛细血管通透性增加，致液体渗出、肺间质水肿、纤维蛋白渗出并

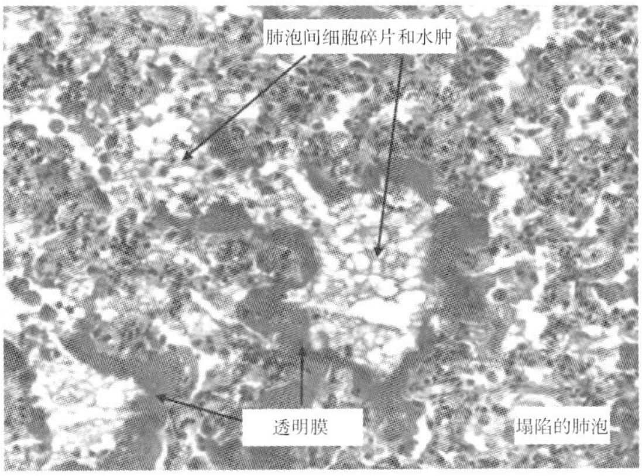

图 4－1　NRDS 的病理改变

显示塌陷及充气不良的肺泡、透明膜、细胞碎片及肺泡腔内大量红细胞。

沉着于肺泡表面，终致嗜伊红透明膜形成，使气体弥散障碍、缺氧酸中毒进行性加重，进一步抑制 PS 合成，形成恶性循环。

四、临床表现

出生时情况尚好或有窒息史，出生后不久（6 h 内，多为 1 ~3 h）出现进行性呼吸困难，12 ~72 h 病情达高峰。表现为呼吸急促、青紫、三凹征、鼻翼扇动等，伴呼气性呻吟，以后呼吸不规则可有暂停现象。呼气性呻吟是机体的一种保护性反应，此时声门不完全开放，使少量气体潴留在肺内，从而防止肺泡萎陷。

几乎所有病例均在 12 h 内出现症状，超过 12 h 者一般不是肺透明膜病。肺部听诊呼吸音减低或有细小湿啰音，肌张力低下，全身水肿，末梢循环不良，尿少。早期心音尚有力，以后减弱，心动过缓，血压低（肺动脉压相对高），第 2 天以后在胸骨左缘或心底部可闻及Ⅱ ~ Ⅲ级收缩期杂音（第 1 天很少出现）。

五、辅助检查

1. 泡沫试验 生后 30 min 内抽胃液 1 mL 置于试管中，加 95% 乙醇 1 mL，用力振荡 15 s，静置 15 min 后观察管内泡沫多少。PS 有利于泡沫的形成和稳定，而乙醇则起抑制作用，故根据泡沫多少可初步判断 RDS 的可能性。（ - ）无泡沫，支持肺透明膜病；（ ± ）试管周边液面仅有少许泡沫，为可疑；（ + ）试管周边有双层或多层泡沫，可排除肺透明膜病，表明有足够的表面活性物质。

2. PS 测定 取羊水或患儿气管内吸出液做 L/S 比值测定，L/S ≥2 提示“肺成熟”，L/S <1. 5 提示“肺未成熟”，在二者之间为可疑。

3. 动脉血气分析 呈呼吸性或混合性酸中毒、低氧血症、高碳酸血症等。

4. 电解质与血糖紊乱 血钠降低；血钾早期正常，晚期升高；血钙在 72 h 以后常有明显降低；血糖下降。

5. 肺部 X 线表现 为重要的临床诊断方法，可靠性高达 80% ~85% ，在生后 24 h 内可有较为特征性的表现。①肺充气不良，两侧肺野透亮度普遍减低，肺泡萎陷形成颗粒状或小结节状阴影，肺泡管和终末细支气管充气扩张形成网状阴影，病变可限于一侧或一个肺叶，因上叶较下叶成熟早，故下叶病变多且重。典型征象可于生后3 ~4 h 显示。②支气管充气征：由于广泛的肺泡萎陷，使大量的气体积聚于气道而形成，从肺门向外呈放射状伸展至末梢气道，类似于秃叶分叉的树枝。③胸廓扩张良好，横膈位置正常：由于过度扩张的肺泡管和终末细支气管足以代替萎缩肺泡的容量，故胸廓扩张。④急性期心胸比率可增加 5% ~10% ，且可出现肺水肿的征象。

根据病变进展过程，X 线变化可分为四期：Ⅰ期（早期）呈现细小网状颗粒阴影，均匀分布。Ⅱ期出现支气管充气征（air bronchogram），越过心脏边缘，两肺实变。Ⅲ期病变进一步加重，呈毛玻璃样改变（ground glass），心形模糊不清。Ⅳ期（晚期）肺野密度普遍增加，心影消失，是为“白肺”。

六、鉴别诊断

1. 新生儿暂时性呼吸增快症（neonatal transient tachypnea，TTN） 既往称为新

生儿湿肺（wet lungs），是由于新生儿早期肺部生理功能紊乱、肺内液体过多所致。症状持续时间短，预后良好。产生机制：①肺内淋巴管和静脉转运液体的功能不完善，使液体潴留在肺内。②吸入羊水致肺内液体量过多。③剖宫产分娩，胸部未经产道挤压。临床特点：①足月儿、剖宫产儿或过期产儿较多，男多于女。②生后 2～5 h 出现呼吸急促，伴呻吟或青紫，但呼吸困难无进行性加重，并多于 24 h 内消失。③肺部体征少，仅有呼吸音低或有粗湿啰音。④血气分析多数正常。⑤治疗主要是加强护理和对症处理。肺部 X 线主要表现：①肺纹理增粗，类似于肺充血。②肺内广泛存在斑点状阴影。③可有叶间或（和）胸腔积液。④这些变化多在 2～3 d 消失。

2. B 族溶血性链球菌感染　系 B 族溶血性链球菌经宫内感染引起的新生儿肺炎及早期败血症，其临床表现和肺部 X 线表现极似肺透明膜病，甚至在病理上肺部也有透明膜形成，不易与肺透明膜病区别，但败血症患儿的孕母常有败血症病史或胎膜早破史可资鉴别。及时做血培养或在生后 12 h 内取胃液或支气管分泌物培养有助于诊断。在不易鉴别的情况下，可将肺透明膜病当做 B 族溶血性链球菌败血症治疗。

3. 吸入性肺炎或胎粪吸入综合征　①出生时有窒息史或羊水胎粪污染史。②X 线显示肺野斑点状阴影以肺底部为多，无肺泡萎缩和支气管充气征。

4. 肺不张　是多种肺脏疾病的并发症，主要症状是阵发性青紫、呼吸不规则和呼吸暂停，在啼哭或吸氧后青紫减轻。X 线显示肺不张处呈片状或扇形阴影，大片肺不张时可有心脏和气管向患侧移位。

七、治疗

本病属自限性疾病，自然病程约为 5 d，若能度过 72 h，新生儿自身已能产生相当量的表面活性物质，病变即可逐渐恢复，故应早期诊断早期治疗。治疗重点是给氧及改善肺通气。近年来由于呼吸机和肺泡表面活性物质的应用，预后已大为改善，少有引起死亡者。

（一）一般处理

（1）维持中性温度环境，使腹壁皮肤温度维持在 36.5 ℃左右以减少耗氧量，相对湿度 >50%。

（2）监测血气，维持动脉血氧分压（PaO_2）在 50～80 mmHg。呼吸性酸中毒以改善通气为主，代谢性酸中毒可用碳酸氢钠纠正，维持 pH 值在 7.3 以上。碳酸氢钠不仅可以纠正酸中毒，还可扩张肺血管，改善肺的血流灌注，增加血红蛋白携氧量，但需在血气监测下使用。

（3）监护呼吸、心搏、血压及呼吸暂停，防止脑水肿，预防心力衰竭，有心力衰竭时使用快速洋地黄制剂，有动脉导管未闭者可给予吲哚美辛、布洛芬关闭之，严重者可能需要手术结扎。

（4）使用抗生素预防或控制感染，严格遵守消毒隔离制度。

（5）维持营养、体液及电解质平衡：病情重、氧需要量 >40% 者一般不经口喂养，可按每天需要量，供给 1/6～1/5 张液体，第 1 天可给 5%～10% 葡萄糖溶液 60～80 mL/kg，以后逐渐增加至 120～150 mL/（kg·d），出生后 2～3 d 开始可供给电解质

Na^+2 ~ 3 mmol/kg、K^+1 ~ 2 mmol/kg，热卡不足者考虑静脉内高营养。

（二）氧气治疗及辅助呼吸

1. 轻症（X 线 I 级） 可用鼻导管、口罩或头罩等给以温雾化的氧气吸入，维持 $PaO_2$50 ~ 80 mmHg，经皮氧饱和度（$Tc\dot{S}O_2$）90% ~ 95%。

2. 中度（X 线Ⅱ级） 可考虑持续气道正压呼吸（continuous positive airway pressure，CPAP）。一方面，由于肺泡萎陷需要有一定的压力支持才能使肺泡扩张，从而有利于改善氧合、减少肺内分流；另一方面，早期应用 CPAP 可保存肺泡表面活性物质，减少氧的需要量，减少肺部并发症及改善预后等。应用指征：①吸入氧浓度（FiO_2）> 60% 时，PaO_2 < 50 mmHg（6.7 kPa）或 $TcSO_2$ < 85%。②有呼吸暂停及心动过缓。③停用呼吸机以前。方法：鼻塞、鼻咽部导管或鼻气管插管。CPAP 的压力一般为 4 ~ 6（< 10）cmH_2O（0.39 ~ 0.59 kPa），气体流速通常为婴儿通气量的 3 倍，即 6 ~ 8 mL/kg × 呼吸频率 × 3，一般为 5 ~ 7 L/min，温度 32 ℃，相对湿度 100%。

3. 重症（X 线Ⅲ级以上） 重症 RDS 往往需要给予机械通气治疗（conventional mechanical ventilation，CMV）。有以下任何一项指征时均应开始机械通气治疗：①CPAP 压力≥8 cmH_2O（0.78 kPa）、FiO_2 为 80% 时，PaO_2 < 50 mmHg（6.7 kPa）或 $TcSO_2$ < 85%。②动脉血二氧化碳分压（$PaCO_2$）> 70 mmHg（9.3 kPa）且 pH < 7.25。③频繁呼吸暂停，CPAP、人工刺激、药物等均无效。④小胎龄早产儿，当 FiO_2 ≥60% 时，如 PaO_2 < 50 mmHg（6.7 kPa）或 $TcSO_2$ < 85%，可直接给予机械通气治疗。一般吸气峰压（PIP）≤30 cmH_2O（2.9 kPa），平均气道压（MAP）< 10 cmH_2O（0.98 kPa），呼气末正压（PEEP）4 ~ 6 cmH_2O（0.39 ~ 0.59 kPa），呼吸频率 35 ~ 45 次/min，吸∶呼 = 1∶（1 ~ 2）。

4. 高频通气（high frequency ventilation，HFV） 机械通气降低了 RDS 的死亡率，但却增加了各种严重并发症如支气管肺发育不良（bronchopulmonary dysplasia，BPD）、气漏、呼吸机相关肺炎、视网膜病变、颅内出血、动脉导管持续开放等。近年来采用高频正压振荡波通气，气体以 120 ~ 1 200 次/min 的高频率振荡波的形式进入呼吸道，是一种增强弥散或强迫弥散通气方法，可降低吸气压力，减少并发症。但高频通气绝非常频通气无效时的替代模式，可根据个人的经验、习惯及肺部病变性质选择合适的通气模式。

（三）外源性肺泡表面活性物质替代治疗

将外源性（天然或人工合成）肺泡表面活性物质（exogenous pulmonary surfactant，EPS）通过气管插管滴入患儿气管内，滴入前要先吸净患儿气管内的分泌物。每次滴入 EPS 后应用复苏囊，最好用呼吸机正压通气 1 ~ 2 min，使之分布均匀，用后 20 min 至 3 h 内血气分析即有明显改善。确诊后越早应用效果越好。PS 制剂不同，其剂量和用药间隔时间（一般 6 ~ 12 h）也不同，根据病情使用 1 ~ 2 次，一般不超过 4 次。PS 应用后，氧合改善及对 BPD 的影响也与所用剂型有关。目前国内常用的是 Curosurf（每次 100 ~ 120 mg/kg）或 Calsurf（每次 70 ~ 100 mg/kg）。EPS 也有一定的副作用，如对体循环和肺循环的血流动力学、心输出量、脑血流灌注等均可造成不良影响，这也是应用 EPS 后婴儿死亡率虽然下降，但颅内出血、脑瘫并没有明显减少和神经行为发育没有明显改善的原因。

（四）其他治疗方法

一氧化氮（nitric oxide，NO）吸入治疗用于发生肺动脉高压，尤其是持续胎儿循环者；有条件的单位可给予体外膜氧合（extracorporeal membrane oxygenation，ECMO），但该技术在短期内尚难全面开展。

八、预防

（1）做好孕期保健，预防早产。

（2）产前孕妇注射皮质激素：对可能发生早产的孕妇做羊水检查，并于分娩前24～48 h使用肾上腺皮激素（国内常用地塞米松10 mg/d，1～2 d）加以预防。

（3）产前孕妇注射大剂量盐酸氨溴索：对有早产可能的孕妇分娩前注射大剂量盐酸氨溴索3～5 d，可降低早产儿RDS、颅内出血发生率和死亡率。

（4）羊膜腔内注入肺泡表面活性物质：羊水中的肺泡表面活性物质可通过胎儿的呼吸运动进入胎儿肺内，故产前在超声引导下向羊膜腔内注入肺泡表面活性物质可预防早产儿RDS的发生，结合呼吸兴奋剂（如氨茶碱）可提高疗效。

（5）对小胎龄及极低出生体重儿，生后常规给予肺泡表面活性物质预防，可显著降低RDS的发生率及减轻病情。近来国外应用人工合成的含有SP－B的肺泡表面活性物质收到了更加显著的效果，与传统制剂相比可进一步降低RDS发生率，降低与RDS相关的BPD及婴儿死亡率等。

第二节　足月儿呼吸窘迫综合征

近年来，有关足月儿RDS的报道越来越多。例如，Bouziri等报道近7%的足月、近足月儿呼吸困难由急性呼吸窘迫综合征（acute respiratory distress syndrome，ARDS）引起；Berthelot－Ricou等最近报道在胎龄36周和37周选择性剖宫产分娩者，分别有9.4%和6.3%的新生儿因严重RDS住院治疗；国内浙江大学附属儿童医院报道的177例RDS中，晚期早产儿和足月儿有74例（占42%），几乎近半；在我院足月新生儿重症监护病房，RDS患儿占全部住院足月儿的3.6%以上。由此可见，足月儿RDS并不少见。但其病因与发病机制、临床特点及诊断治疗等与早产儿RDS有明显的不同，以下对此予以介绍。

一、病因、分类与发病机制

早产儿RDS的根本原因是原发性的肺泡表面活性物质缺乏，而足月儿则与之显著不同。根据我们的研究结果，足月儿RDS的主要高危因素包括胎膜早破、重症宫内感染、选择性剖宫产、出生时重度窒息、低出生体重、妊娠期糖尿病与糖耐量异常、男性等。此外，遗传性肺泡表面活性物质缺乏虽然少见，但却是足月儿致死性RDS的主要原因。根据病因及发病机制不同，可把足月儿RDS分成三类。

1. 原发性呼吸窘迫综合征（idiopathic respiratory distress syndrome，IRDS） 主要见于胎龄≤38 周的选择性剖宫产（elective caesarean delivery，ECD）婴儿、男婴及糖尿病母亲婴儿等。其中糖尿病母亲婴儿易于发生 RDS 的机制比较简单，主要与其血液中高浓度的胰岛素能拮抗肾上腺皮质激素对 PS 合成的促进作用有关，也为大家所熟知。此处主要对剖宫产和性别因素与 RDS 的关系予以阐述。

（1）选择性剖宫产与足月儿 RDS 的相关性：与 ECD 相关的 RDS 主要见于胎龄在 38 周以内的足月儿和晚期早产儿，在我们报道的 125 例足月儿 RDS 中近 30% 为原发性，其中胎龄≤38 周的 ECD 分娩者占近 90%。既往认为以下因素导致了 ECD 婴儿的高 RDS 发生率：①ECD 婴儿内源性糖皮质激素、儿茶酚胺等水平低影响 PS 合成。测定分娩启动和分娩未启动的剖宫产新生儿脐血中糖皮质激素水平，发现前者为后者的 5 倍。②剖宫产分娩使胎儿肺液的清除机制受抑制，肺内液体过多致肺内 PS 浓度降低，引起低通气。在胎儿时期，胎儿肺组织在呼吸道上皮细胞 Cl^- 分泌的调控下产生足够的肺液以维持肺的正常发育；分娩启动及婴儿出生后，肺内液体需要迅速被清除以适应自身气体交换的需要。目前认为，肺内液体的清除是通过肺泡上皮细胞膜离子通道的转运实现的，这些通道包括 Na^+ 通道、K^+ 通道、ATP 敏感性 K^+ 通道、Na^+，K^+ - ATP 酶及水通道蛋白（aquaporin，AQP）等，其中起主要作用的是 Na^+，K^+ - ATP 酶和上皮细胞 Na^+ 通道（the epithelial Na^+ channel，ENaC）。肺液清除的基本过程如下：①细胞膜 Na^+，K^+ - ATP 酶激活使基底膜电位超极化，引起细胞内外 Na^+ - K^+ 交换，使细胞内 K^+ 与细胞外 Na^+ 浓度均进一步升高，从而建立起细胞内高 K^+ 和细胞外高 Na^+ 的化学浓度梯度。②细胞内的 K^+ 顺化学梯度通过基底膜 K^+ 通道到达细胞外，造成细胞内外较大的电化学梯度，从而使 Na^+ 离子顺电化学梯度通过顶膜 Na^+ 通道进入管腔。③Na^+ 的吸收使顶端膜电位去极化，从而使 Cl^- 通过 Cl^- 通道（cystic fibrosis transmembrane conductance regulator，囊性纤维化跨膜传导调节蛋白，受 cAMP 调节，在肺泡Ⅰ型和Ⅱ型上皮细胞均存在）进入管腔。④由于细胞内外 Na^+ 和 Cl^- 的移动，形成肺泡腔 - 肺间质的渗透梯度，从而使水分子经上皮细胞从肺泡腔，通过穿细胞途径和细胞旁路途径转移至肺间质而被淋巴系统清除。⑤产道分娩时的机械刺激、分娩应激时交感神经兴奋、糖皮质激素与儿茶酚胺分泌增加等可刺激 Na^+，K^+ - ATP 酶和 ENaC 活性，从而增加对肺液的清除。但上述因素在胎龄 >38 周的患儿中同样存在，而在胎龄满 38 周后实施 ECD 则 RDS 发生率显著降低。可见，上述机制不足以解释 ECD 与 RDS 的相关性。因此，认为因 ECD 导致的医源性早产使胎龄相对较小、PS 相对缺乏是这些婴儿易于发生 RDS 的根本原因。

（2）性别与足月儿 RDS 的相关性：性别和性激素与人类的健康和疾病密切相关。人们已经认识到性别和性激素与心血管疾病、肌肉骨骼疾病及神经系统疾病等密切相关，近来还发现性别与多种肺疾病如过敏性哮喘、慢性阻塞性肺疾病、肺纤维化、肺动脉高压、支气管肺发育不良甚至肺癌等均有关联。我们的临床研究发现，足月儿 RDS 的患病率男婴是女婴的 3 倍。

在肺泡上皮细胞膜存在多种性激素受体，包括三种雌激素受体（estrogen receptors，ER - α、ER - β 和 GPER1）、两种黄体酮受体（progesterone receptors，PR - A 和 PR -

B）和一种雄激素受体（androgen receptor，AR）。性激素通过与相应的受体结合而调节肺的发育和肺功能的成熟，但不同性激素的作用有所不同：①雄激素通过延迟肺成纤维细胞分泌肺成纤维细胞因子（fibroblast - pneumonocyte factor，FPF）而延缓肺泡Ⅱ型细胞成熟、减少 PS 释放。②雄激素通过调节表皮生长因子（epidermal growth factor，EGF）和转化生长因子（transforming growth factor beta，TGF - β）的信号传导通路而影响肺的发育成熟。③雌激素则可促进 PS 的合成：雌激素对 PS 的各种成分包括磷脂、卵磷脂、SP - A、SP - B 等的合成均有促进作用；雌激素还可通过增加肺泡Ⅱ型细胞的数量和板层小体形成而促进胎儿肺的发育成熟。因此，同男婴相比，女婴和新生儿肺的解剖和生理功能的发育成熟较早，包括气管 - 支气管平滑肌发育较早、终末肺泡发育较早、肺容积增加较快、肺泡Ⅰ型和Ⅱ型上皮细胞发育较早及 PS 产生较早、气道阻力较低、最大呼气流速较高、用力呼气流速较高、在肺容积相同的情况下女婴具有较大的气体通道等。④支气管平滑肌对不同性激素的反应性不同，雌激素可通过以下途径发挥支气管扩张作用：a. 降低细胞内 Ca^{2+} 浓度：增强细胞膜 K^+ 通道活性，降低细胞膜电位，从而降低电压依赖性 Ca^{2+} 通道活性；抑制 L 型 Ca^{2+} 通道（L - type channels）即钙池调控性 Ca^{2+} 通道（store - operated calcium channel）的活性。由于细胞内 Ca^{2+} 浓度降低及细胞内 Ca^{2+} 释放减少，支气管平滑肌舒张。b. 通过 PI3K - Akt - NO 途径刺激内源性 NO 的合成与释放：雌激素与 GPER1 结合可激活磷脂酰肌醇 - 3 激酶（PI3K），进而激活蛋白激酶 B（PKB/Akt）激酶，增强内源性一氧化氮合酶（eNOS）的活性，使 NO 产生增加而引起支气管平滑肌舒张。c. 雌激素能够显著增强异丙肾上腺素的支气管平滑肌舒张作用。

2. 急性呼吸窘迫综合征（Acute respiratory distress syndrome，ARDS）　即继发性 RDS。目前认为 ARDS 是一种由各种致病因素引起的特异性炎症反应所导致的直接或间接性肺损伤，占足月儿 RDS 的绝大多数，在我们报道的 125 例足月儿 RDS 中 ARDS 占 70% 以上。主要原因有胎膜早破、胎儿宫内感染（重症肺炎与败血症）、重度窒息、胎粪吸入、肺出血及低出生体重等。

（1）胎膜早破与足月儿 RDS 的相关性：胎膜早破与 RDS 密切相关，其原因或机制如下。①导致早产或相对早产。②导致羊水减少：a. 羊水过少时由于胎儿胸廓受到外在挤压而使肺液的产生减少，胎儿肺液的含量相当于出生后的肺残气量，因此，肺液显著减少必将对肺的发育造成严重不良影响。b. 正常肺泡 - 羊水压力梯度对维持胎儿肺的发育具有重要作用。羊水量显著减少后，羊水压力降低，导致肺泡 - 羊水压力梯度降低，是胎儿肺发育不良的另一重要原因。c. 羊水过少还限制了肺液与羊水的交换，而羊水中的某些成分对肺的发育成熟有重要刺激作用。d. 充足的羊水量能够保持对胎儿胸壁的机械性压迫，保持胎儿呼吸道的正常压力梯度，从而有利于胎儿肺的发育，羊水量显著减少则抑制胎儿胸廓及肺的运动，从而对胎儿肺的正常发育产生一定影响。需要指出的是，羊水过少对胎儿肺发育的不良影响在早产儿较为明显，而在足月儿可能处于非主要地位。③导致宫内感染与炎症反应：在感染所致的炎症反应及炎症因子的作用下，胎儿肺微血管的完整性受到破坏，肺毛细血管通透性增加，肺组织内大量白蛋白渗出，使胎儿肺内液体含量显著增加及肺组织塌陷，从而导致 PS 合成减少、破坏增加及活性减低。

（2）重症（宫内）感染、重度窒息、胎粪吸入及肺出血等与足月儿 RDS 的相关性：它们都是足月儿 RDS 的重要高危因素，其可能机制是：①直接导致肺泡Ⅱ型细胞损伤。②引起大量炎症细胞聚集和炎症因子释放，通过介导炎症反应而导致弥漫性肺泡损伤。③上述原因引起的缺氧、酸中毒等可抑制 PS 的合成及破坏 PS 的功能。④上述各种致病因素导致肺泡－毛细血管渗透性增加，血浆蛋白等成分进入肺泡破坏 PS 的性质，使之灭活，并引起严重的非心源性肺水肿。⑤肺出血后，血液中的某些成分如血红蛋白、红细胞等可使 PS 灭活。⑥胎粪污染的羊水中含有的胆盐可直接损伤肺组织。⑦羊水吸入使肺内液体增多致 PS 被稀释。⑧随病程（情）进展，PS 的消耗增加及婴儿对 PS 的需要量增加。

3. 遗传性肺泡表面活性物质缺乏相关性呼吸窘迫综合征（hereditary surfactant deficiency respiratory distress syndrome） 遗传性 PS 缺乏虽然比较少见，但与多种严重肺疾病密切相关，肺表面活性蛋白（surfactant protein，SP）的四种成分（SP－A、SP－B、SP－C、SP－D）的遗传缺陷与肺疾病的关系均有报道，也是足月儿致死性 RDS 的主要原因。遗传性 SP 缺陷所致 RDS 最常见者是由 SP－B 基因变异引起的，系常染色体隐性遗传，其中最常见的变异是移码变异，GAA 在 121 密码子位置代替了 C，即在 SP－B 基因 121 密码子 4 号位插入了纯粹的 2bp 片段（121ins2），形成不成熟的终止密码子（估计人群携带率为 1‰），从而引起下游密码子编码的成熟障碍。进一步研究还发现，SP－B 突变基因可以正常转录，但不能产生稳定的 mRNA 和 SP－B 蛋白，并阻断 SP－C 的形成过程。据估计，因遗传性 SP－B 缺乏引起的 RDS 占足月儿难治性 RDS 的 25%。ATP 结合盒子转运体 A3（ATP binding cassette transporter A3，ABCA3）基因突变是遗传性 SP 缺陷导致 RDS 的少见原因之一，ABCA3 是一种大分子质量膜结合蛋白，广泛存在于肺泡Ⅱ型细胞，具有磷脂的表面活性功能，参与板层小体的形成。ABCA3 基因突变不仅导致 ABCA3 缺乏，还可导致 SP－B 和 SP－C 的异常处理和正常代谢通路异常，从而导致 PS 的严重异常和 RDS。

二、临床特点

根据我们的临床观察，足月儿 RDS 具有以下特点。

（1）以继发性 RDS（ARDS）常见，占 70% 以上；原发性 RDS 不到 30%。

（2）重症感染（宫内感染性肺炎或败血症）是足月儿 ARDS 的最常见原因。

（3）原发性 RDS 的主要诱因是选择性剖宫产，其次是性别。男婴发生 RDS 的概率是女婴的 3 倍。

（4）起病早、病情重、进展快。70% 以上在生后 3 h 内、90% 以上在生后 6 h 内、99% 以上在 12 h 内发病。但也少数起病较晚者，我们最近即遇到 1 个病例：患儿出生时重度窒息（生后 1、5、10 minApgar 评分均 <3 分），入院时 X 线检查肺部未见明显异常，因中枢性呼吸衰竭给予机械通气治疗。至生后 36 h 左右，患儿突然氧饱和度下降、严重青紫，常频通气（PIP 30 cmH_2O、PEEP 5 cmH_2O、FiO_2 100%、RR 50 次/min）、高频通气（MAP >22 cmH_2O）及 NO 吸入治疗均不能缓解青紫，立即复查 X 线，显示肺部呈 RDS Ⅳ级改变。

（5）易导致持续胎儿循环和多脏器衰竭。近 40% 的患儿发生多脏器衰竭、20% 的患儿发生持续胎儿循环。

（6）主要死亡原因是重症感染并发多脏器功能衰竭。我们所遇 4 例死亡的患儿全部发生了多器官衰竭，包括急性肾衰竭、严重心肌损害（心肌梗死、心室颤动）、极重度酸中毒（pH <6.8，BE 负值不能测出）和持续胎儿循环等，死亡时间均在生后 1 周内，但早期积极治疗可改善预后。

近来，有学者将成人 ARDS 分成三期：Ⅰ期，即急性肺损伤（acute lung injury，ALI）期，急性起病，呼吸困难，肺部有散在湿啰音，血管外肺水指数（extravascular lung water index，EVLWI）>7 mL/kg，氧合指数 <40 kPa，分流量 10% ~15%，无左心功能不全。Ⅱ期，即 RDS 期，出现严重的进行性呼吸困难，肺部可闻及弥漫性湿啰音，EVLWI 超出生理界限，氧合指数 <26.7 kPa，X 线显示肺部呈弥漫性渗出性病变。Ⅲ期，即转归期，根据患者的预后（结局）分为三种情况：①预后良好，肺功能恢复；②生活质量下降，发展为肺纤维化、慢性阻塞性肺疾病；③预后不良，发生脓毒症、多器官功能不全，甚至死亡。笔者认为，这种分类办法有助于指导对 ARDS 的及时治疗和改善预后。

三、诊断

虽然 PS 缺乏是导致 RDS 的根本原因，但迄今为止仍缺少检测 PS 的可靠方法。因此，对 RDS 的诊断仍然依赖临床表现、动脉血气分析和胸部 X 线检查。

1994 年欧美联席会议（American – European Consensus Conference，AECC）制定了成人 ARDS 诊断标准：①急性起病；②$PaO_2/FiO_2 \leqslant 26.7$ kPa；③超声心动图检测无左心房高压；④X 线检查双肺无渗出性病变。

1989 年《Pediatrics》报道的足月儿 RDS 所采用的标准：①足月新生儿，急性起病；②有围产期诱发因素；③胸部 X 线检查显示双肺呈弥漫性透过度减低；④需要持续正压通气 48 h 以上，其中需要 $FiO_2 > 50\%$ 至少 12 h 以上；⑤需要 PEEP≥6 cmH_2O 3 d 以上；⑥其他原因引起的呼吸困难除外。

2007 年《Tunis Med》杂志报道的近足月 – 足月儿 RDS 所采用的诊断标准是：①胎龄≥35 周；②急性而严重的呼吸困难，需要机械通气且 PEEP≥4 cmH_2O、$FiO_2 \geqslant 50\%$ 达 6 h 以上；③对氧的依赖≥48 h；④胸部 X 线检查呈弥漫性改变；⑤$FiO_2 \geqslant 50\%$ 时 $PaO_2 \leqslant 60$ mmHg。

结合有关文献及临床观察，我们提出了以下标准：①足月新生儿，急性起病；②有明确的围产期触发因素，如选择性剖宫产、宫内感染、重度窒息、胎粪吸入、肺出血等；③有典型的临床表现，如生后不久出现的进行性呼吸困难、呼气性呻吟、吸气性三凹征、发绀、肺部听诊呼吸音明显减低或消失；④有典型的 RDS 的肺部 X 线改变；⑤动脉血气分析呈低氧血症、高碳酸血症，$PaO_2/FiO_2 \leqslant 26.7$ kPa；⑥由单纯重症肺炎、胎粪吸入或肺出血等引起的呼吸困难除外。

四、治疗

1. 早期积极给予机械通气 足月儿 RDS 以继发性为主，病情往往进展极快，不能满足于在头罩吸氧或 CPAP 辅助呼吸情况下患儿氧合维持尚好，因此时患儿代偿能力尚佳，一旦氧合不能维持，失去代偿能力，往往病情已极其危重，这时再给予机械通气治疗已很困难，甚至难以挽回患儿的生命。所以，在确诊后立即给予机械通气是足月儿 RDS 救治成功的重要措施之一。

给予患儿机械通气时应注意以下几点。

（1）切记不可采取“头罩 – CPAP – 机械通气”的治疗程序。

（2）通常需要较高的通气参数，尤其须有较高的 PIP 和 PEEP，不能满足于在较低的参数条件下患儿氧合维持尚好；动物实验也证实与传统的“保护性肺通气（lung - protective mechanical ventilation）”相比，在 ARDS 时采取“肺开放策略（open lung approach）”可获得较好的效果。前面曾提到的那位窒息后 RDS 患儿在已采取的各种治疗措施均无效的情况下，给予 PIP 40 cmH_2O、PEEP 7 ~ 8 cmH_2O、RR 70 次/min 而获痊愈（注：如此高的通气参数只在极少数特殊情况下才可考虑使用）。

（3）由于病情重，多需较长时间的机械通气治疗：一般需要 10 d 以上，7 d 内能够撤离呼吸机者仅占少数，过早撤机往往导致反复上机，以至病情反复危及生命。

（4）至于是使用常频通气还是高频通气，可根据病情及个人经验而定，并无固定模式，尤其不应把高频通气作为常频通气的替代模式。Wunsch 等对 2002 年第四版 Cochrane 图书馆、MEDLINE（1966—2002. 10）、EMBASE（1980—2002. 11）、World Wide Web 和 Web of Science（1988—2002）等国际著名数据库在上述不同时间检索到的相关文献进行循证医学分析，结果显示在降低 ALI 和 ARDS 病死率和远期患病率方面，常频通气和高频通气具有相似的效果。我们在临床中常常遇到这样的情况：原本有效的常频通气在患儿病情并没有明显恶化的情况下氧合不能维持，改为高频通气后其氧合可获得短时改善，但很快又不能维持；此时如再次调整为常频通气（参数同前），患儿的氧合状态又可获得短时改善。这告诉我们，对一些病情极其危重、治疗困难的患儿，常频通气与高频通气可以交替使用，我们采取这种办法治愈了多例极危重患儿，但具体机制有待进一步研究。

2. 补充外源性肺泡表面活性物质（exogenous pulmonary surfactant，EPS） 补充 EPS 是足月儿 RDS 抢救成功的重要措施之一。EPS 能够显著改善 RDS 患儿的气体交换、缩短机械通气时间和延长患者存活时间，并在一定程度上降低患儿死亡率。但在 EPS 的使用剂量上不必强求所谓“足量”，小剂量往往也可取得好的效果。我们曾遇 1 例病情极其危重的患儿，在足够高的呼吸机参数、NO 吸入及高浓度氧吸入条件下，其经皮氧饱和度（SpO_2）仅能维持在 50% ~60%；在给予足量 EPS 后，SpO_2 也仅能短时维持在 60% ~70%。而一次给予小剂量 EPS 制剂也可使其 SpO_2 短时上升至 60% ~70%，于是我们每次给予患儿小剂量 EPS 制剂，每 6 ~8 h 重复应用，结果患儿病情逐渐好转，SpO_2 逐渐上升，最后痊愈出院。

由于多方面的原因，不少患儿需要重复给药：

（1）疾病本身的原因：程度太重。

（2）治疗开始的时间太迟。

（3）首次剂量严重不足。

（4）肺泡表面活性物质失活（inactivation）。这是治疗失败或需要重复给药的重要原因。PS 失活原因：①在 RDS 治疗过程中，尤其是后期，各种原因引起的肺损伤可导致 PS 的失活。②肺上皮损伤后血浆内渗出的各种成分（如血浆蛋白、纤维蛋白原等）、炎症产物（如细胞因子）及胎粪颗粒等是引起 PS 失活的重要原因。③上述因素可导致磷脂分解，破坏 PS 在肺泡表面所形成的单分子层；造成蛋白质溶解，破坏磷脂与蛋白的协同作用，最终导致 PS 失活。

3. 使用“强力”广谱抗生素 宫内重症感染是足月儿 RDS 的第一位原因，因此，对生后不久以进行性呼吸困难起病的患儿，尤其对胎膜早破、羊水Ⅲ度污染及孕母有围产期感染史者，首先考虑为重症感染引起的继发性 RDS，在给予机械通气治疗的同时，须给予“强力”广谱抗生素抗感染治疗，动态监测血常规、红细胞沉降率（erythrocyte sedimentation rate，ESR）、C 反应蛋白（C－reactive protein）等，并常规做血培养以指导抗生素选择。需要指出的是，虽然感染为足月儿 RDS 的第一位原因，但在胎儿出生后 24 h 内感染的实验室证据往往不足，血常规（白细胞计数、中性粒细胞比例、杆状核比例、血小板计数）与 CRP、ESR 异常不显著，但 2～3 d 后迅速表现出严重不正常。

4. 积极治疗持续胎儿循环 单纯的肺动脉高压（无右向左分流）不致导致患儿死亡，但如发展至 PFC（存在右向左分流）则死亡率显著增加。对无右向左分流的轻中度肺动脉高压，给予米力农（milrinone）（合并先天性心脏病者首选）或硫酸镁（无先天性心脏病者首选）静脉滴注常可获得较好疗效；而对存在 PFC 的患儿则需给予 NO 吸入治疗。在给予 NO 吸入时尽量降低吸入氧浓度，Gitto 等证实在 NO 吸入时给予浓度 $<45\%$ 的氧可减轻氧化应激和炎症反应。无 NO 治疗仪或对 NO 反应不佳者，可给予或联合使用西地那非（sildenafil）。需要强调的是，所有患儿均应常规做超声心动图检查，在排除复杂先天性心脏病的同时，了解肺动脉压力变化及是否存在持续胎儿循环。

5. 积极预防和治疗多脏器功能衰竭 患儿往往在 RDS 的基础上，首先发生 PFC，最后发展为多器官系统功能衰竭而死亡。我们在临床上遇到的 4 例因多脏器衰竭死亡的患儿中，3 例存在持续胎儿循环，4 例全部发生了肾衰竭、严重心肌损害和极重度酸中毒。因此，预防和控制多脏器衰竭有助于改善患儿预后。

6. 营养及保护心肌 由于感染、窒息与缺氧、酸中毒、高钾血症等因素，足月儿 RDS 常发生严重心肌损害。心肌损害也是足月儿 RDS 的重要死亡原因之一，上述死亡的 4 例患儿全部存在严重心肌损害，包括心肌梗死、心室扑动或颤动等。因此，重视保护心肌、防止发生严重心肌损害，是足月儿 RDS 治疗的一个重要方面。一旦诊断明确，即应给予心肌营养药；常用的有 1，6－二磷酸果糖、大剂量维生素 C 等。

7. 其他 如纠正酸中毒、弥散性血管内凝血和低钾血症等，是保证治疗成功的重要因素。

8. ECMO 经过上述治疗多能顺利恢复，需要 ECMO 治疗者很少，近年来 ECMO

在国外的开展也越来越少，这是治疗技术进步的标志。治疗无效者往往见于以下几种情况：①对足月儿 RDS 认识不足、呼吸机治疗不及时或参数选择不当，满足于头罩吸氧、CPAP 或在较低的机械通气参数下患儿氧合维持尚好。②撤机过早。③遗传性 SP 缺乏。如需应用，应该掌握好 ECMO 的最佳时机，否则达不到治疗目的。一般认为伴或不伴新生儿持续肺动脉高压（Persistent pulmonary hypertension of newborn，PPHN）的原发性肺疾病患儿，当需要吸入的氧浓度为 100% 及氧合指数（oxygenation index，OI）为 25 时，应给予 ECMO 治疗。那些患有致命性的非可逆先天性异常的新生儿不适合 ECMO 治疗，已经发展至多脏器衰竭者其实已经失去了 ECMO 的时机，此时再给予 ECMO 往往无益。

9. 肺移植 具有遗传性 PS 缺乏的婴儿在出生时即发生呼吸衰竭，需要立即供氧、机械通气，并常常需要体外膜氧合，而外源性肺表面活性物质替代治疗往往无效；如果不进行肺移植，所有患儿都将在 1 岁以内死亡。

综上，本文对足月儿 RDS 的发病机制、临床特点及诊断治疗等进行了简要介绍，虽然足月儿 RDS 病死率较高，但及时正确的治疗可显著改善预后。需要明确的是，对足月儿 RDS 的治疗并没有固定的、一成不变的模式，需具体问题具体分析。尤应牢记的是，由于病因及发病机制的显著差异，不能以早产儿 RDS 的管理理念来管理足月儿 RDS，否则必将带来严重后果。

第三节 呼吸窘迫综合征的超声诊断

超声诊断 RDS 准确可靠，且敏感性和特异性均高，敏感性为 100%，特异性达 92%。RDS 的主要超声影像学特点包括：肺实变及支气管充气征（敏感性 83.3%、特异性 100%）、肺泡 - 间质综合征（敏感性 100%、特异性 0%）、胸膜线异常（敏感性 100%、特异性 45%）、肺滑减少或消失（敏感性 100%、特异性 100%）、肺岛消失（敏感性 100%、特异性 100%）、胸膜积液（敏感性 66.6%、特异性 5%）、肺搏动（敏感性 50% ~80%、特异性 100%）及弥漫性白肺等。当肺实变、胸膜线异常与弥漫性“白肺”同时存在或与 A 线消失同时存在时，对诊断 RDS 的敏感性和特异性均为 100%。

肺实变及支气管充气征是 RDS 最主要的超声影像学特点，但不同程度的 RDS 肺实变的程度和范围不同，Ⅱ级 RDS 肺实变可能仅限于胸膜下，呈小范围、局灶性，支气管充气征可不明显；而重度 RDS（胸片呈Ⅲ ~ Ⅳ级）肺实变范围扩大，不仅局限于胸膜下，而且可扩展至肺的深部，支气管充气征也愈加明显。但无论实变范围大小，实变均起源于胸膜下。RDS 肺实变的另一特点是彩色或能量多普勒超声检查时于实变区域内可见彩色血流信号。

“双侧白肺”或严重肺泡 - 间质综合征是 RDS 另一最常见超声影像学特点。超声发现“白肺”或肺泡 - 间质综合征提示存在肺水肿，肺水肿越重则“白肺”或肺泡 - 间质综合征的程度越重，甚至可有胸腔积液。传统观点认为，RDS 的主要病理特点是由于肺泡表面活性物质缺乏而引起的肺不张，在胸部X线上仅能显示双肺均匀一致的毛玻璃样改变或“白肺”，而很难发现胸腔积液或肺水肿等改变。但肺部超声检查的发现则彻底改变了这一传统观念，即RDS时不仅可以有肺不张，也可以有不同程度的肺水肿，甚至胸腔积液。因此，较之胸部X线检查，肺脏超声检查为我们提供了更多的临床及医学信息，从而有助于进一步加深对RDS的认识和理解，也有助于指导RDS的治疗。我们在临床上常常遇见病因相同且个体资料、临床表现与胸部X线所见相同或近似的患儿，对相同治疗的反应却不同，其根本原因即可能在于肺部的病理改变不相同，但紧靠X线检查却难以区别。需要指出的是，仅有“双侧白肺”或严重肺泡-间质综合征不能诊断RDS，还必须在某些部位发现肺实变，这一点对RDS与暂时性呼吸增快症的鉴别具有重要价值。

正常肺脏胸膜线形态规则、光滑，宽度不超过0.5 mm，否则可能为异常，如胸膜线粗糙、模糊或不规则，胸膜线增厚>0.5 mm，伴胸膜下实变等。胸膜线异常在RDS时的发现率很高，其他疾病如肺炎、肺不张、肺出血、暂时性呼吸增快症等也可引起胸膜线异常。因此，胸膜线异常不是RDS的特异性改变，需结合超声的其他影像学改变综合判断。胸膜线异常对诊断RDS的敏感性为100%、特异性为45%。

正常肺组织A线清晰显示，RDS患儿肺超声均见不到A线，即A线消失；A线消失在RDS患儿的出现率为100%。因其他任何肺脏疾病均可导致A线减少或消失，故A线减少或消失仅提示肺脏病变，不是RDS的特异性改变。但当A线消失与肺实变及胸膜线异常共存时，则对RDS诊断的敏感性和特异性均达100%。

实时超声下肺滑消失与肺搏动是RDS的另一主要影像学特征，Ⅲ~Ⅳ级RDS患儿常见肺滑消失及不同程度的肺搏动。肺搏动对诊断RDS的敏感性为80%、特异性达100%，故在实时超声下见肺滑消失及肺搏动可进一步确诊RDS。

现举例说明RDS常见的各种情况，如图4-2~图4-23所示。

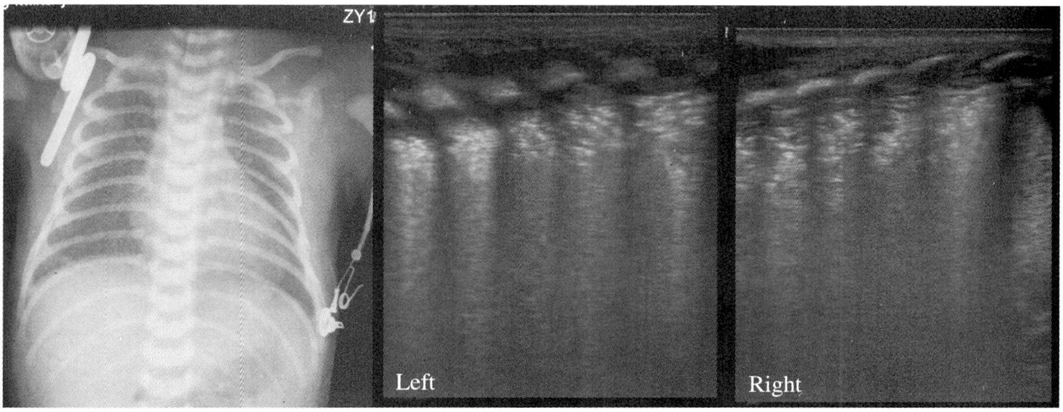

图4-2 **Ⅱ级RDS（1）**

胎龄35+1周，剖宫产分娩，出生体重2 050 g。因出生后呼吸困难6 h于出生后9 h入院。胸片呈RDS Ⅱ级。肺脏超声显示双肺胸膜下肺组织实变及支气管充气征，胸膜线及A线消失。

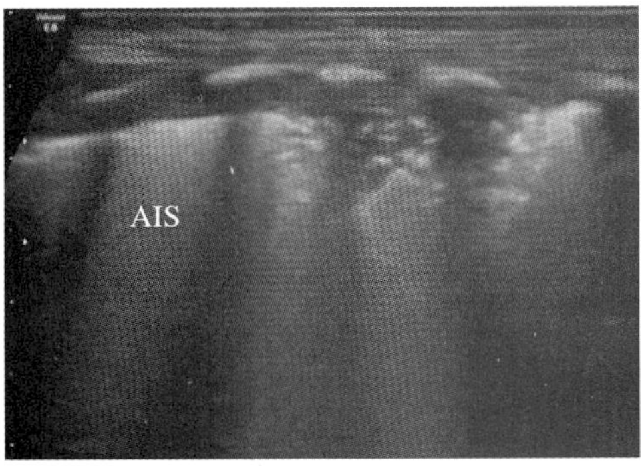

图 4－3　Ⅱ级 RDS（2）

G_2P_1，胎龄 38 周，剖宫产分娩，出生体重 3 250 g。因进行性呼吸困难于出生后 8 h 入院。结合临床表现、动脉血气分析及胸部 X 线检查，诊断为 RDS（Ⅱ级）。肺脏超声检查显示双肺野内均见较大范围实变区域及支气管充气征、肺泡－间质综合征，胸膜线及 A 线消失。肺实变及支气管充气征是 RDS 的特征性改变，也是 RDS 与暂时性呼吸增快症的鉴别要点所在。

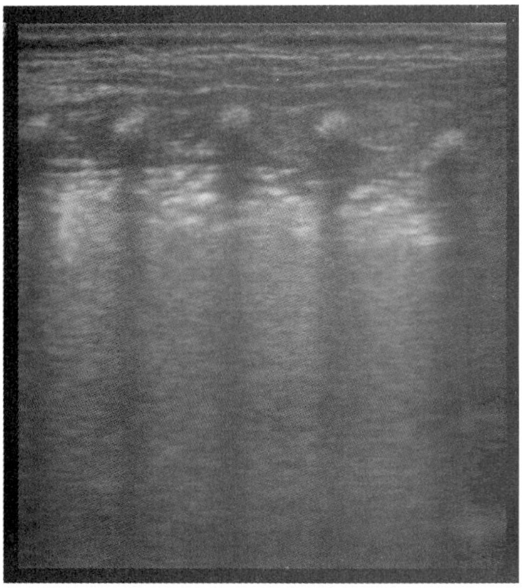

图 4－4　Ⅱ级 RDS（3）

胎龄 29 周，剖宫产分娩，出生体重 1 050 g。以早产伴呼吸困难入院。胸片呈Ⅱ级 RDS 改变，肺脏超声显示超过两个肋间范围的胸膜下肺实变伴支气管充气征，实变区胸膜线消失，其余部位胸膜线增粗、模糊，整个肺野 A 线消失。

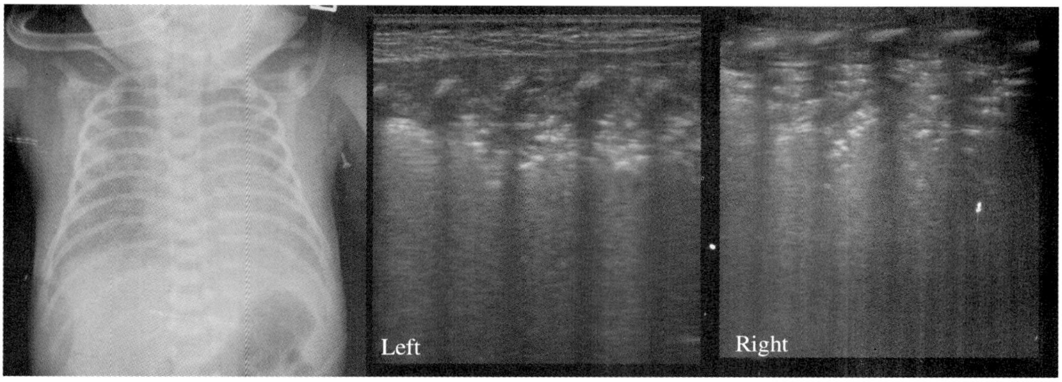

图 4－5　Ⅲ级 RDS

G_2P_2，胎龄 38 周，自然分娩，出生体重 3 200 g，因进行性呼吸困难 3 h 并于出生后 3 h 入院。临床表现、血气分析及胸部 X 线诊断为 RDS。胸部 X 线显示两肺透过度明显减低，心影模糊但仍可区分心脏轮廓，符合Ⅲ级 RDS 的改变。肺脏超声显示肺实变及支气管充气征、“白肺”、胸膜线模糊不规则、A 线消失等。

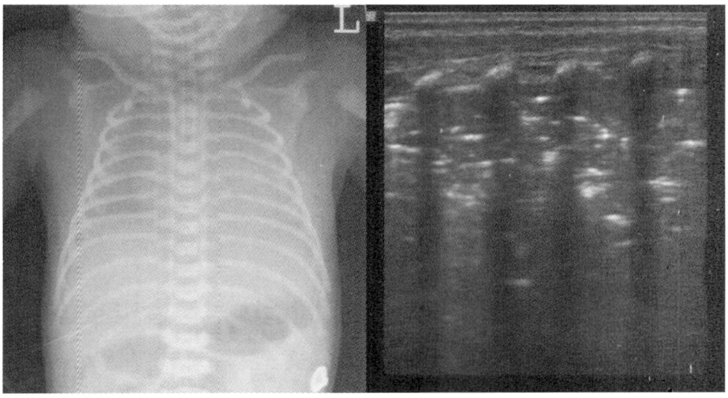

图 4－6　RDS：肺实变＋肺水肿

胎龄 35^{+1} 周，自然分娩，出生时重 2 720 g。无宫内窘迫，出生时无窒息，无胎膜早破。生后 10 min 出现进行性呼吸困难，胸部 X 线呈Ⅲ～Ⅳ级 RDS 改变。肺脏超声显示肺野呈明显实变改变伴明显的支气管充气征，胸膜线与 A 线消失。

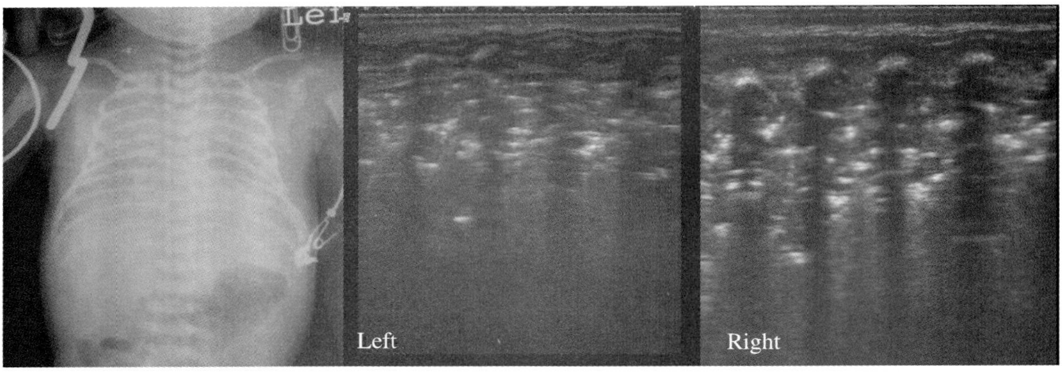

图 4-7　Ⅳ级 RDS（1）

G_1P_1，胎龄 40 周，出生体重 4 440 g，重度窒息，气管插管、正压通气及肾上腺素、纳洛酮应用后 1、5、10 min，评分为 2、3、8 分。因窒息复苏后进行性呼吸困难 10 h 入院。胸片呈Ⅳ级 RDS 改变。肺脏超声显示双肺大面积实变伴明显的支气管充气征。

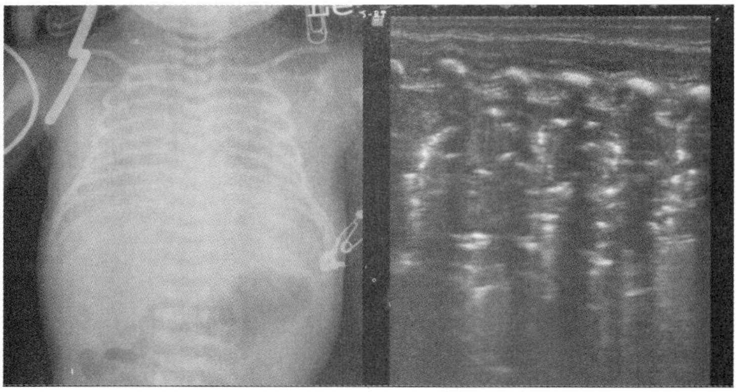

图 4-8　Ⅳ级 RDS（2）

G_1P_1，胎龄 37^{+3} 周，剖宫产分娩，出生体重 3 100 g。因呼吸困难 28 h 于出生后 28 h 入院。胸片呈Ⅳ级 RDS 改变，肺脏超声显示肺野内大面积实变伴明显支气管充气征，胸膜线及 A 线消失。

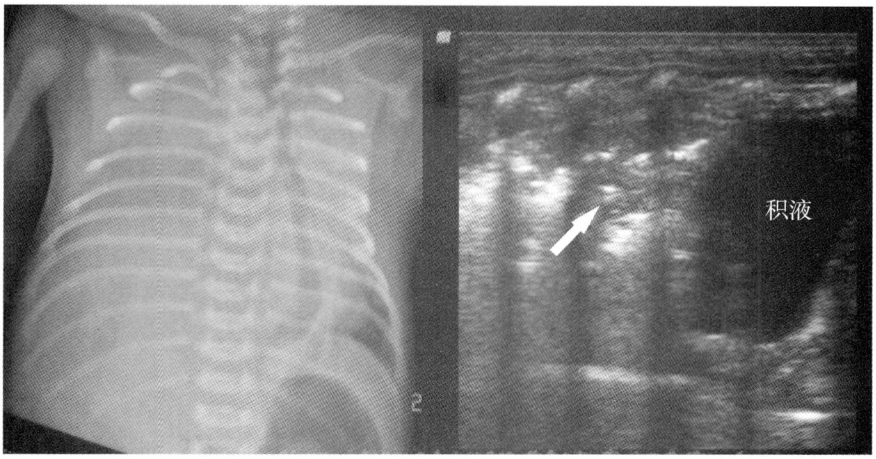

图 4－9　Ⅳ级 RDS：实变＋胸腔积液

G_1P_1，胎龄 39^{+2}周，出生体重 3 820 g。宫内窘迫，出生时重度窒息，Apgar 评分 2－5－6 分/1－5－10 min。复苏后呼吸困难，动脉血气分析：pH＝6. 85，$PaCO_2$ 96 mmHg，PaO_2 11. 3 mmHg，BE－19 mmol/L。胸部 X 线呈“白肺”样改变，肺脏超声显示较大范围实变伴明显支气管充气征（箭头）、胸腔积液、胸膜线模糊、A 线消失及肺泡－间质综合征。胸部 X 线未见胸腔积液，提示在对 RDS 的诊断上，肺超声较胸部 X 线检查可提供更多的信息。

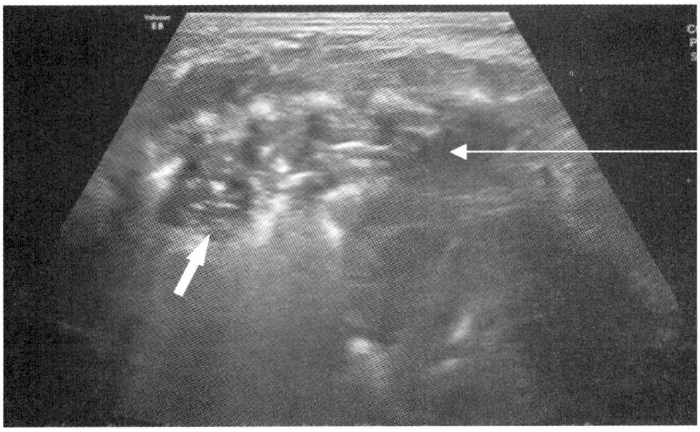

图 4－10　实变＋胸腔积液（1）

胎龄 37 周，剖宫产分娩，出生体重 2 880 g。因进行性呼吸困难 3 h 并于出生后 3 h 入院，结合临床表现、动脉血气分析和胸部 X 线改变诊断为 RDS。肺脏超声显示胸膜下局灶性肺实变伴支气管充气征（箭头）及大量胸腔积液。

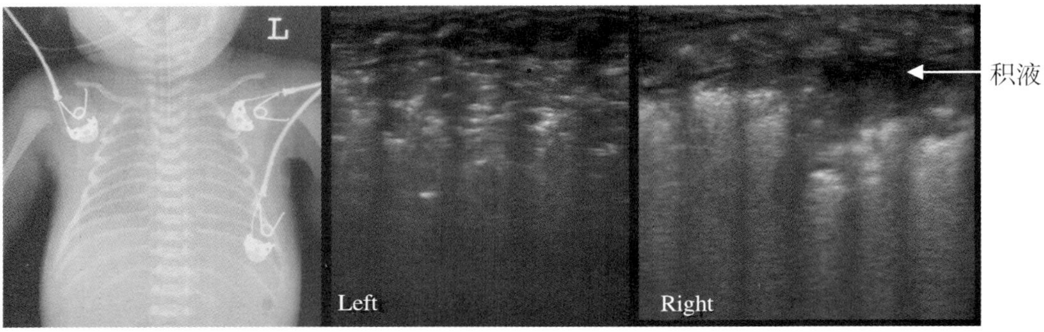

图4-11　实变+胸腔积液（2）

G_1P_1，胎龄40周，出生体重4 440 g，重度窒息，气管插管、正压通气及肾上腺素等应用后，Apgar评分7-3-8分/1-5-10 min。因窒息复苏后进行性呼吸困难10 h入院，胸片呈Ⅲ～Ⅳ级RDS改变，超声显示肺实变伴支气管充气征及胸腔积液。由肺脏超声可见，左肺以实变伴支气管充气征为主，右肺除实变外还可见胸腔积液和肺泡-间质综合征，提示RDS时两侧肺脏的病变性质可以是不同的。

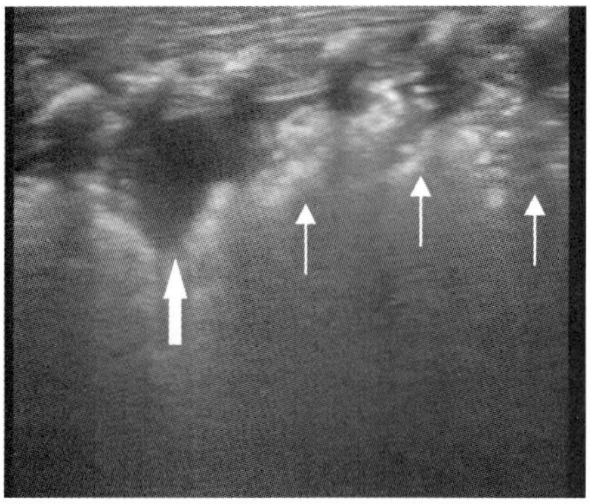

图4-12　实变+胸腔积液（3）

胎龄28周，出生体重890 g，因RDS入院。肺脏超声显示肺实变伴支气管充气征（细箭头）、胸腔积液（粗箭头），实变区胸膜线消失。

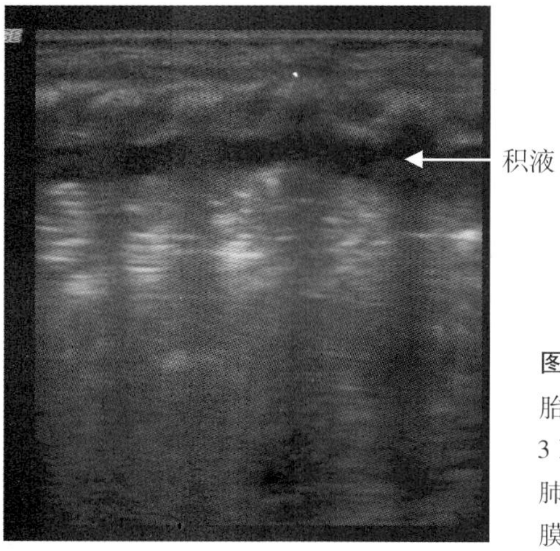

图4-13　实变+胸腔积液（4）

胎龄38^{+3}周，自然分娩，出生体重3 220 g。出生后3 h开始呼吸困难，诊断为RDS（胸部X线呈Ⅲ级）。肺脏超声显示较大面积的实变和明显的胸腔积液，胸膜线与A线消失。

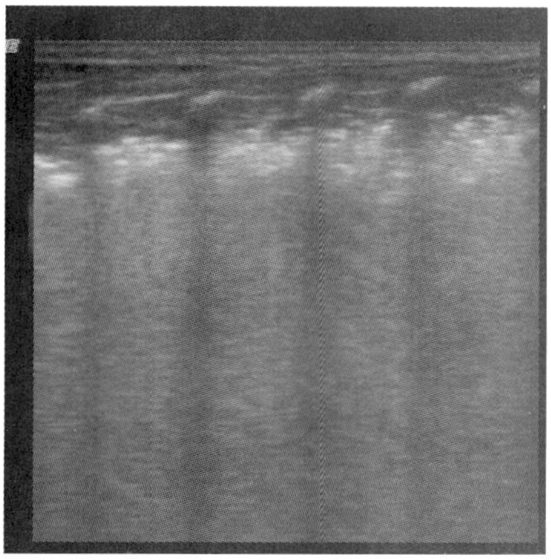

图 4－14　RDS Ⅱ级

胎龄 32 周，剖宫产分娩，出生体重 2 580 g。因早产后呼吸困难 5 h 入院，胸片符合 RDS Ⅱ级改变。肺脏超声可见胸膜下轻度肺实变伴支气管充气征，胸膜线与 A 线消失。

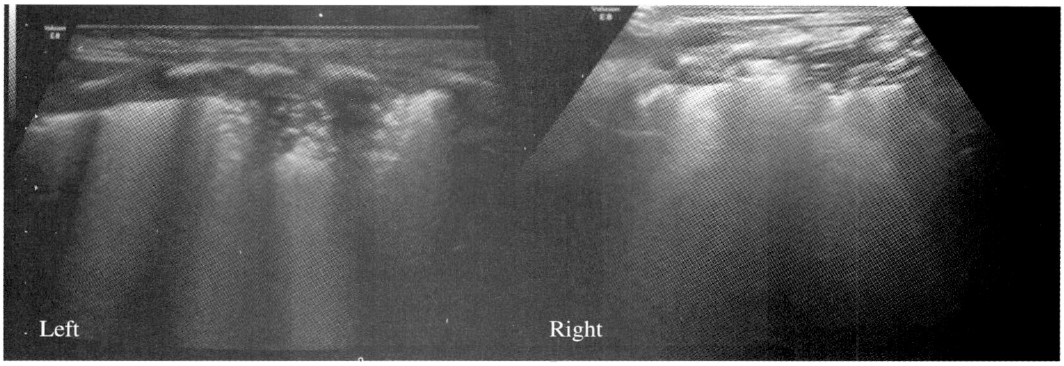

图 4－15　RDS 的双肺野病变性质和程度可不一致

胎龄 27 周，出生体重 900 g，以 RDS 入院。左肺超声显示肺实变、胸膜线与 A 线消失及胸腔积液；而右肺则以肺泡－间质综合征为主要表现，仅于一个肋间可见胸膜下的局灶性肺实变。此病例也提示 RDS 患儿双侧肺脏的病变性质与程度可以是不一致的。

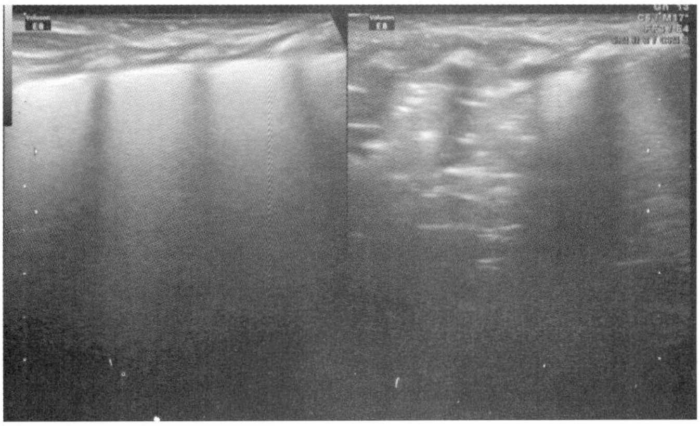

图 4－16　RDS 双肺病变性质和程度不一致

胎龄 32^{+1} 周，剖宫产分娩，出生体重 2 050 g。因出生后 2 h 开始呼吸困难、进行性加重于出生后 6 h 入院，入院后结合胸部 X 线改变、动脉血气分析等诊断为 RDS Ⅱ～Ⅲ级。肺脏超声显示左肺呈肺泡－间质综合征改变，右肺可见明显实变及支气管充气征，再次证实 RDS 双侧肺部病变的性质和程度可以不一致。

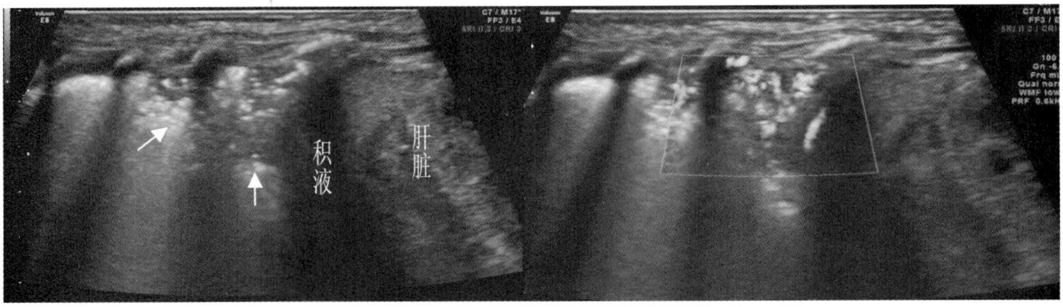

图 4－17　RDS（1）

胎龄 27 $^{+4}$周，试管婴儿，剖宫产分娩。出生后呼吸困难，在气管插管、人工正压通气下转入我院。胸片呈 RDSⅡ～Ⅲ级改变。肺脏超声显示一侧肺脏累及两个肋间的肺实变伴支气管充气征（左），彩色多普勒超声显示实变区有血流信号（右）。实变区存在血供是病变肺组织可以恢复正常的保证，本彩图见书末彩插。

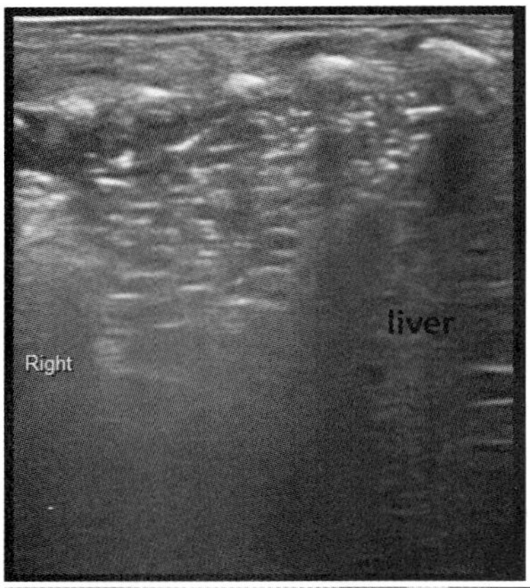

图 4－18　RDS（2）

胎龄 37 周，剖宫产分娩，出生体重 3 100 g。出生时无窒息，出生后不久出现进行性呼吸困难，入院后诊断为 RDS（Ⅳ级）。肺部超声显示（右肺）较大范围的实变区伴显著的支气管充气征，胸膜线及 A 线消失。

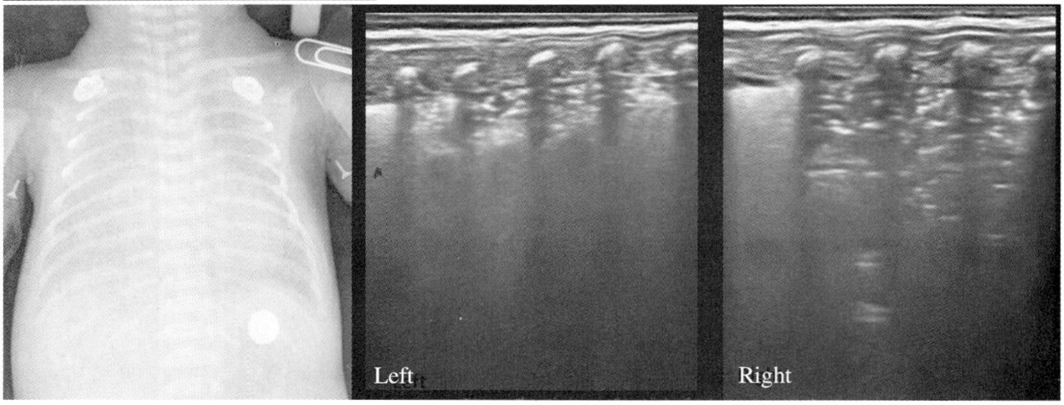

图 4－19　RDS Ⅳ级

胎龄 37 $^{+3}$周，剖宫产分娩，出生体重 3 290 g，出生时无窒息。因呼吸困难 8 h 并于出生后 8 h 入院。血常规：白细胞（WBC）3.5×10^9/L，血小板（PLT）103×10^9/L，CRP 39 mg/L，结合胸片诊断为急性呼吸窘迫综合征（宫内感染所致继发性 RDS）。肺脏超声显示双侧肺野均显著肺实变伴支气管充气征，右肺重于左肺，其余部位呈肺泡－间质综合征改变，胸膜线模糊或消失，整个肺野 A 线消失。该病例也进一步证实，在 RDS 患儿不但双侧肺脏的病变程度可以不一致，即使是在同一侧肺脏的不同肺野，其病变程度与性质也可不同。

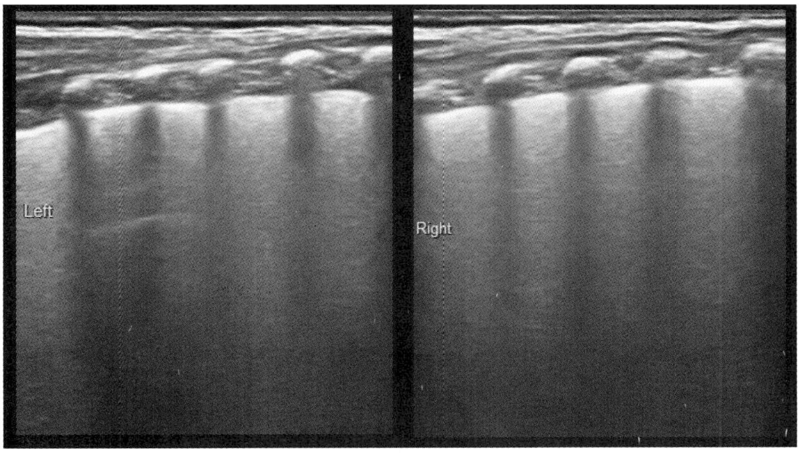

图 4－20　RDS 的恢复过程

本图与图 4－17 为同一患儿，诊断明确后给予外源性肺泡表面活性物质治疗，1 d 后复查肺脏超声显示肺部病变显著减轻，肺实变完全消失，仅见双肺肺泡－间质综合征，胸膜线开始出现，但仍较模糊。

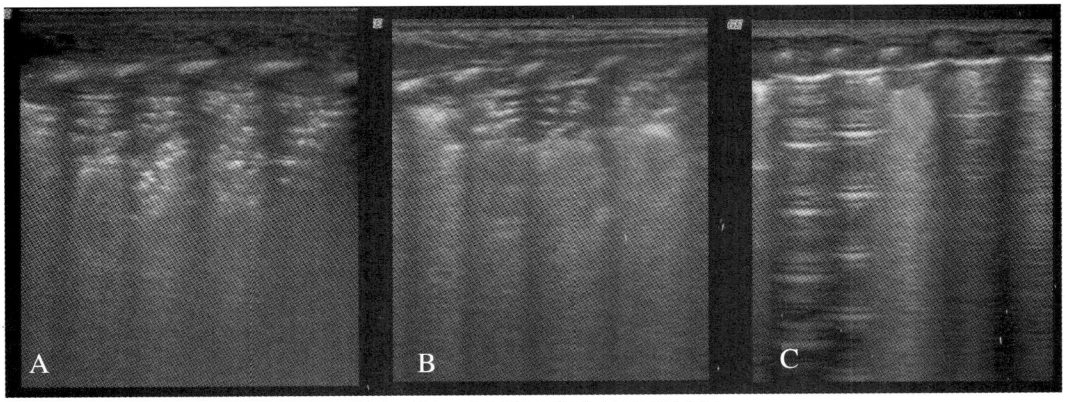

图 4－21　超声下 RDS 的恢复过程

G_2P_1，胎龄 34^{+2}周，出生体重 1 980 g。因进行性呼吸困难于出生后 3 h 入院，胸部 X 线检查呈 RDSⅣ级改变。肺脏超声显示较大范围实变、明显支气管充气征、胸膜线异常及 A 线消失（A）；经 PS 气管内滴入＋呼吸机治疗 1 d 后复查肺脏超声见肺实变范围缩小，支气管充气征减轻（B），胸膜线开始出现但仍较模糊；又 1 d 后复查，仅一个肋间胸膜下见局灶性实变（C），胸膜线完全恢复正常，部分肋间出现 A 线，其余部位仅见肺泡－间质综合征。

图 4－22　弥漫性白肺

当肺脏的 6 个区域均呈肺泡－间质综合征改变时，则称为弥漫性" 白肺" 或双侧" 白肺"，即" 白肺" 是重度肺泡－间质综合征的改变，胸膜线清晰或模糊，A－线消失。弥漫性白肺是严重肺水肿的表现，是 RDS 的主要超声影像学特征之一。但仅存在白肺尚不足以诊断 RDS，须有其他肺野的实变存在才可诊断。

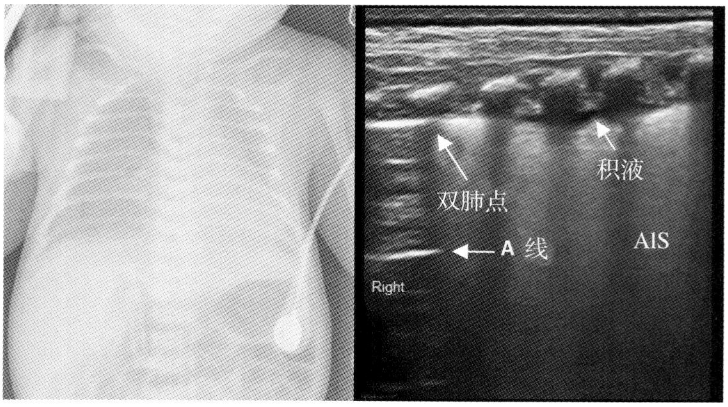

图 4－23　RDS 与暂时性呼吸增快症的鉴别

胎龄 37^{+5}周，剖宫产分娩，出生重 3 300 g。因呼吸困难 13 h 入院，胸部 X 线检查呈Ⅲ～Ⅳ级 RDS 改变，但动脉血气分析与血常规均正常。肺脏超声检查见典型 AIS 改变（肺水肿）、胸膜线异常、A 线消失、“双肺点”及少量胸腔积液，双肺未见肺实变及支气管充气征，故为暂时性呼吸增快症而非 RDS。

第五章　新生儿暂时性呼吸增快症

第一节　概　述

新生儿暂时性呼吸增快症（transient tachypnea of the newborn，TTN）又称新生儿湿肺（wet lung of the newborn），是新生儿最常见的呼吸系统疾病之一，为自限性疾病，预后好，多数情况下无须特殊干预，在出生后 24 ~ 72 h 内自然恢复，病死率低。但 TTN 可引起严重呼吸困难、低氧血症、气胸等，据此认为 TTN 是新生儿呼吸困难最常见的原因，占新生儿呼吸困难的 33% ~50%。TTN 还常被误诊为其他疾病，尤其在早产儿，常被误诊为 RDS 而过度治疗；据《Neonatal Respiratory Disorders》（Greenough et al. 2nd Ed，London，2003：272）所述，在临床被诊断为 RDS 的患儿中有 77% 实际上是 TTN，因此，必须加以重视。

一、发病率与高危因素

TTN 的确切发病率不明确，据估计 0.33% ~0.5% 的新生儿在刚出生时患有湿肺。也有流行病学调查显示，TTN 的发生率在足月新生儿为 4‰ ~ 5.7‰，早产儿为 10‰。主要高危因素有剖宫产分娩、出生体重大、母亲糖尿病、母亲哮喘、双胎、男性婴儿、出生时窒息缺氧、羊水吸入、出生后输液过多、脐带结扎延迟、动脉导管未闭（左向右分流，肺血流量增加使肺血管内毛细血管内静水压上升，影响肺液的清除）、低蛋白血症、早产［早产儿血中去甲肾上腺素水平低下、β 肾上腺素受体（简称 β 受体）的敏感性差、肺泡表面活性物质缺乏等易致肺泡壁损伤而影响肺液清除；血浆蛋白含量低引起肺液吸收障碍；此外，早产儿胸廓小，呼吸肌弱，肺顺应性差、气体交换面积小等均延迟肺液吸收］等。

二、发病机制

在宫内，胎儿肺脏充满由肺泡上皮细胞分娩的液体。肺泡上皮细胞主动分泌 Cl^- 进入肺泡腔，促进肺液分泌（Na^+ 的吸收较少），又反过来调节肺的生长发育。肺泡内液体通过胎儿的呼吸运动经气管支气管进入羊水中。在妊娠晚期及分娩前的短时间内，胎儿肺脏从分泌液体转化为吸收液体。此时，由于肺泡上皮细胞 Na^+ 通道增加，离子通道的活性也从无选择性转换为 Na^+ 的高度选择性，从而使对 Na^+ 的重吸收显著增加，伴随着 Na^+ 的重吸收，大量肺液被吸收。在出生后，Na^+ 的重吸收显著增加（可能伴有

Cl^-的重吸收)，使胎儿肺脏从大量分泌液体的状态迅速转变为只含有少量肺液的状态，一般在生后6 h左右肺内液体可清除完毕，如清除延迟，则引起TTN。

目前认为，肺液清除的主要机制有两条，即Na^+泵和机械力。其中Na^+泵活性增加是肺液清除的主要机制。在Na^+，K^+ - ATP酶的作用下，Na^+通过位于Ⅰ型和Ⅱ型上皮细胞的Na^+通道（epithelial Na^+ - channels，ENaCs）和位于Ⅰ型上皮细胞的环核苷酸门控通道（cyclic nucleotide - gated channels，CNGCs），从基底膜细胞膜表面进入细胞间隙，在此过程中，H_2O被重吸收；同时，Na^+离子还通过肺泡上皮细胞的水通道蛋白（AQP）的转运或通过扩散作用形成显著的渗透梯度，促进了肺液的吸收。AQP有多种亚型，其对肺液吸收的重要性不如成人重要，其中AQP1和AQP5在出生时的表达较成人高，产前皮质激素可增加AQP1和AQP4的表达（对AQP5无影响），分娩增加AQP4的表达，围产期酸中毒则抑制AQP3的表达。

在出生时，肺泡上皮细胞从分泌Cl^-为主向Na^+重吸收为主的转换，伴随着由α-、β-、和γ-三个亚单位组成的ENaC的开放。虽然出生时肺液清除的确切机制尚不明确，但在即将分娩之前或分娩启动时开始，这一过程活性减低或不成熟将促使TTN的发生。Na^+在出生后1～4 h的转运与出生后21～48 h肺的顺应性密切相关，Na^+在出生时的重吸收增加新生儿的出生体重，在出生后1～5 h，早产儿呼吸道表达ENaC之α-、β-、和γ-亚单位的水平低于足月儿。

难以解释的家族性TTN具有明显的遗传素质。在鼠冬幕模型中，剔除编码α-亚单位的基因（β-和γ-亚单位基因不受影响）可损害肺液清除功能，并因严重的呼吸困难而导致死亡。在假性醛固酮减少症患者，ENaC基因突变（最常见的是α-亚单位基因突变）可导致肺ENaC功能障碍。虽然12和13外显子基因多态性编码的α-亚单位与TTN的易感性有关，α-亚单位基因变异对TTN的易感性的影响并不能排除。

肺上皮细胞Na^+通道的调节尚不完全清楚，但关键因素可能是氧、皮质激素和儿茶酚胺。低氧可通过抑制Na^+，K^+ - ATP酶的活性而抑制ENaC对Na^+的转运。糖皮质激素可通过以下途径增加肺上皮细胞对Na^+的重吸收：①刺激ENaC亚单位的转录而减少ENaC的破坏，增加有效ENaC的数量及增加原有ENaC的活性；②增加肺组织对肾上腺素和甲状腺素的反应性。在缺氧和缺乏糖皮质激素的情况下，肺泡细胞可能主要表达由α-亚单位组成的非选择性ENaC而不能转运大量的Na^+，从而导致在出生时大量肺液不能被清除。地塞米松可阻止缺氧诱导的肺液再吸收，并刺激Na^+转运载体的表达（即使在缺氧时）。

促进胎儿肺液吸收最有效的策略是使用外源性皮质激素，对37～38周选择性剖宫产者在手术前48 h给予单疗程皮质激素即可显著降低婴儿呼吸系统疾病的发病率。

分娩时胎儿胸廓经产道挤压可使25%～35%的肺液丢失。虽然产道的挤压被认为是肺液清除的主要压力，但在分娩过程中持续的子宫收缩引起胎儿姿势的改变也可使胸廓受压。因此，在分娩启动前选择性剖宫产分娩者胎儿肺液含量较多。在胎龄满39周前选择性剖宫产可使婴儿呼吸道疾病的发病率增加4.1、3.3和2.1倍，因此，需剖宫产分娩者，建议在39周以后进行。

在妊娠晚期，肾上腺素大量释放，刺激肺上皮细胞使肺液分泌终止而肺液吸收开始。分娩（包括剖宫产）本身可促进胎儿肺液的吸收，在分娩启动后胎儿产出则 TTN 很少发生。但近来研究发现，在分娩启动后剖宫产不能阻止 TTN 的发生，阴道分娩的机械作用甚至胎膜破裂对 TTN 的预防可能是必需的。

90%以上的 β 受体位于肺泡上，虽然 β_1 受体与 β_2 受体共存于肺泡壁上，但 β_2 受体占优势（70%），β_2 受体通过上调 ENaC 的活性增加肺泡对 Na^+ 的转运。动物实验和成人临床研究均显示吸入或注射肾上腺素制剂可通过 β_2 受体加速肺液的清除过程，为使用肾上腺素制剂治疗肺水肿或急性肺损伤提供了可能。

由于单核苷酸多态性导致的 β 受体基因表达或性能的改变参与多种肺疾病，包括 TTN 和哮喘的发病机制。母亲哮喘是 TTN 的独立危险因素，而且婴儿出生时发生 TTN 者日后也易患哮喘。对肾上腺素低反应性的遗传素质，在新生儿期可导致 TTN，在成人期可导致哮喘。因此，有人认为 TTN 可能是哮喘的首发症状。

三、临床表现

患儿主要表现为呼吸困难。患儿出生时大多正常或有窒息史，数小时（2～5 h）后出现呼吸困难。轻者呼吸困难不明显，主要表现为呼吸增快，发绀等缺氧表现不明显；重者表现为严重呼吸窘迫，呼吸显著增快，发绀，吐沫，反应差，但体温正常。肺部听诊可有呼吸音减低或闻及粗湿啰音。

动脉血气分析多正常，特别严重者可出现高碳酸血症、低氧血症和代谢性酸中毒。

TTN 为自限性，多预后良好，轻症者 5～6 h 或 1 d 内呼吸即转为正常，严重者持续 4～5 d 后恢复。

四、胸部 X 线表现

1. 肺泡积液征 根据肺泡所含液量的不同，病灶的密度、大小、形态和分布也随之变化，可表现为：①大小不等的斑片状阴影。②直径 2～4 mm 的小结节状阴影。③面纱样或毛玻璃样云絮状阴影，重者可呈“白肺”样改变。这些改变可单独出现或同时存在，病灶分布以小叶为单位，呈局限型（因新生儿卧位及液体重力关系，多见于下叶基底段）或广泛型，以双侧肺野的中内带和下肺野较密集，分布均匀，通常右侧较左侧重。临床呼吸困难严重及胸部 X 线呈“白肺”改变者常被误诊为 RDS。

2. 间质积液征 ①X 线呈网状、条纹状阴影，提示液体积聚于肺泡间隔、小叶间隔及支气管和血管周围。②叶间胸膜积液表现为叶间裂隙呈带状或梭形增宽影；少量胸腔积液表现为沿胸壁内缘的带状阴影，肋膈角消失。

3. 其他表现 ①肺纹理增多、增粗、模糊，自肺门呈放射状向外周伸展，由血管周围淋巴管和肺静脉充血扩张所致。②肺气肿，表现为肺野透亮度增高，为充气的肺泡代偿性扩张所致。

肺泡和肺间质积液是 TTN 最为常见和最早出现的 X 线征象，其特征为颗粒状、小片状阴影、广泛融合的片状影，以及网状、线状致密阴影，肺淤血和肺气肿亦较为常见。胸膜增厚及胸腔积液占 26.2%，心影增大及纵隔增宽者占 35.7%。TTN 的肺部 X 线表现在 24 h 内吸收占 71%，72 h 内吸收占 97.8%，少数病例可延迟至 4 d 后吸收。

肺部病变的吸收自外周开始，由上肺野向下肺野逐渐吸收。随着肺生理功能的调整与恢复，往往最后显示肺血管淤血的改变，因此，肺血管淤血扩张往往在肺泡积液吸收过程中出现，多在生后 24 ~ 36 h 逐渐变得更为显著。随着肺泡积液的吸收，肺泡积液范围逐渐缩小而肺间质积液变得较为明显，呈现短时（8 ~ 10 h）的网状影。需要注意的是，TTN 可与其他肺部疾病并存，因此，应注意相应疾病的 X 线表现。

五、鉴别诊断

需与 TTN 鉴别的疾病很多，主要是 RDS 和宫内感染性肺炎，见表 5 - 1。

表 5 - 1　TTN 与 RDS、宫内感性肺炎的鉴别

项目	TTN	RDS	宫内感染性肺炎
胎龄	早产或足月	早产或足月均多见	早产或足月
病史	剖宫产、母哮喘	早产、选择性剖宫产、围产期感染、胎膜早破	围产期感染、胎膜早破
肺泡表面活性物质	早产者缺乏	原发或继发性缺乏	原发或继发性缺乏
呼吸困难	多较轻	多较重	可轻或重
血气分析	多正常或 PaO_2 降低	PaO_2 降低、$PaCO_2$ 升高、酸中毒	PaO_2 降低、酸中毒
胸部 X 线改变	肺泡、间质积液	肺野透过度减低、粗糙、点片状阴影	肺纹理增粗、支气管充气征、“白肺”、一叶或肺段受累
血象、CRP	正常	与感染有关者升高	升高
机械通气	多无需机械通气	多需要机械通气	供氧重者需机械通气
病程	多在 72 h 内	多在 7 d 以上多	10 ~ 14 d
预后	良好	病亡率较高	多较好

六、治疗

主要是加强监护和对症治疗。呼吸急促和发绀明显时给予氧疗并做动脉血气分析，必要时给予呼吸机辅助呼吸。有代谢性酸中毒者可给予碳酸氢钠静脉滴注，烦躁不安者给予苯巴比妥钠，两肺湿啰音较多时可给予呋塞米，注意纠正心力衰竭等各种并发症。

第二节　暂时性呼吸增快症的超声诊断

超声诊断 TTN 简便、准确、可靠。双肺点是 TTN 的特异性声像图特点，敏感性和特异性均为 100%，随着 TTN 病情恢复（肺野的清除），双肺点征象逐渐消失；在健康

新生儿及其他肺疾病，如 RDS、肺不张、气胸、肺炎、肺出血时均无此发现。其他常见表现有 AIS（敏感性 100%、特异性 0%）、胸膜积液（敏感性 95%、特异性 33.3%）、胸膜线异常（敏感性 25%、特异性 0%）、彗星尾征、弥漫性“白肺”和 A 线消失等。在 TTN 时不存在肺实变，而在 RDS 及 MAS 等疾病时均有不同程度的肺实变，故如超声发现肺实变，可排除 TTN。

TTN 的主要病理机制是肺组织内含水量增多，彗星尾征、B 线、AIS 或“白肺”产生的机制相同，均与肺组织内含水量增加有关，含水量较少时表现为彗星尾征或 B 线，密集的 B 线则进一步形成 AIS，严重的 AIS 即“白肺”。因此，“白肺”或 AIS 是 TTN 的主要声像图改变，提示存在肺水肿，见于所有 TTN 患儿。但“白肺”或 AIS 也可见于其他可引起肺组织含水量增加的肺疾病，如 RDS、MAS 等。因此，“白肺”或 AIS 是 TTN 必备的但非特异性的征象。

胸膜线异常是 TTN 的常见超声声像图改变之一，见于 2/3 的患儿。可表现为胸膜线增粗、模糊、消失等，与肺水肿的程度有关。同时可见 A 线消失，根据产生机制，A 线系胸膜线回声产生的伪像，因此，不难理解胸膜线异常后必然伴随着 A 线的消失。但 A 线的变化受肺组织本身含水量的影响，因此，在 TTN 时 A 线消失或减少较胸膜线异常更常见。同样，胸膜线异常与 A 线消失也可见于其他肺部疾病，因此，它们也不是 TTN 的特异性征象。

TTN 常合并胸腔积液，超声检查很容易发现这一病理改变。湿肺是新生儿胸腔积液的常见原因之一，因此，超声下发现胸腔积液对湿肺的进一步确诊有一定参考意义。

在 TTN 时不同肺野的超声征象可有明显的不同，不但双侧肺脏的超声表现可以不同，即使同一侧肺脏不同肺野的超声征象也可不一致，也正因如此，才产生了“双肺点”等超声征象。这种现象的出现，提示在 TTN 时不同区域肺组织的含水量（肺水肿的程度）并不一致。因此，肺脏超声检查有助于我们对 TTN 等肺疾病的进一步理解。

虽然 TTN 在临床上很常见，但如欲与其他疾病正确鉴别则有困难，常被误诊为其他肺疾病，尤其是 RDS。据估计，在临床被诊断为 RDS 的患儿中有 77% 实际上是 TTN，可见误诊率之高；而超声检查则有助于 TTN 与 RDS 的鉴别诊断。TTN 患儿在超声下均未见肺实变及支气管充气征，而据文献报道 RDS 患儿则均存在肺实变及支气管充气征，因此，肺实变及支气管充气征存在与否对 TTN 与 RDS 的鉴别诊断具有决定性意义。我们在临床上也常遇见类似问题，以呼吸困难起病和入院的患儿，尤其胸部 X 线检查显示心缘模糊或呈“白肺”改变者常被诊断为 RDS 而给予相应治疗；我们在开展肺脏超声检查后发现部分患儿并不存在“肺实变及支气管充气征”，仅表现为严重肺水肿或合并胸腔积液、双肺点等征象。因此，他们实际上是患 TTN 而非 RDS。

现举例说明 TTN 的超声情况，如图 5－1～图 5－11 所示。

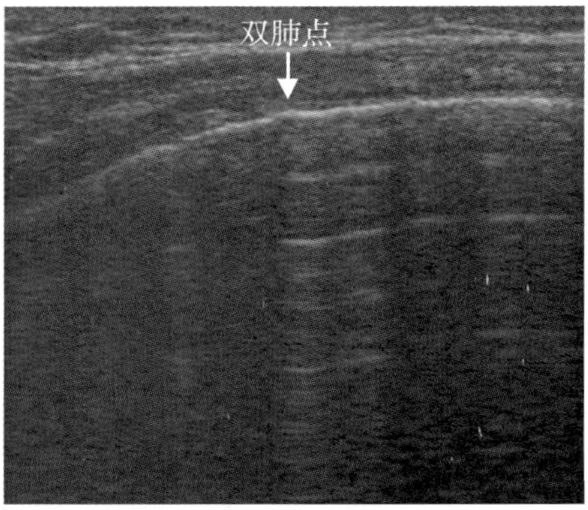

图 5－1　双肺点

下肺野胸膜线与 A 线清晰显示，可见 B 线；上肺野胸膜线逐渐模糊消失、A 线消失，可见肺泡－间质综合征。

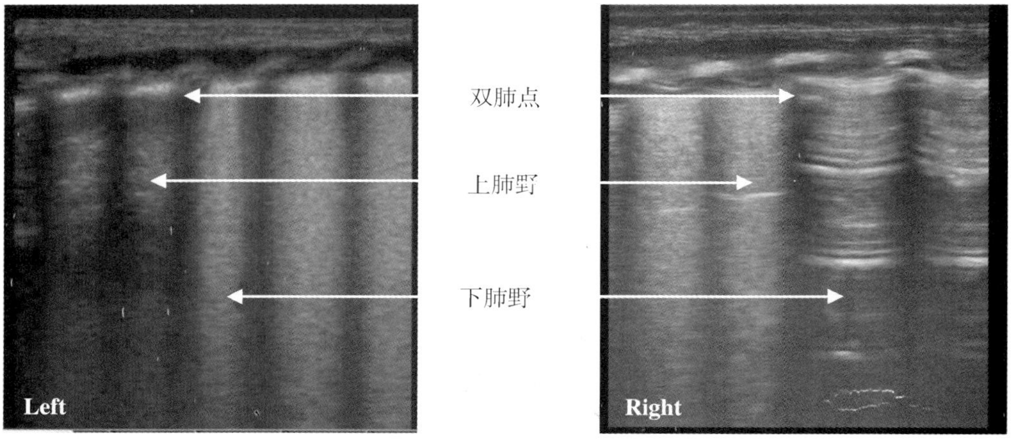

图 5－2　TTN

G_3P_2，胎龄 35^{+2}周，自然分娩，出生体重 2 230 g。生后即呼吸急促，因呼吸困难 4 h 并于出生后 4 h 入院。结合临床表现、动脉血气分析及胸部 X 线改变，诊断为 TTN。肺脏超声显示双侧的上下肺野呈现显著不同的声像图改变，此不同声像图之分界点称为“双肺点”，系湿肺的特异性征象。

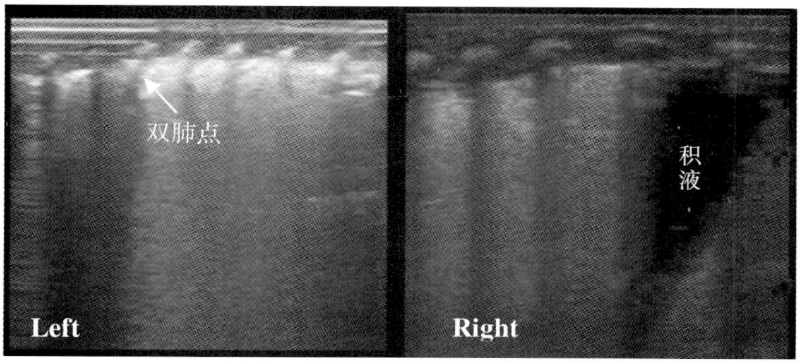

图 5－3 肺泡－间质综合征与胸腔积液

G_1P_1 胎龄 39W，剖宫产分娩，出生体重 3980g。因出生后呼吸困难 5 小时入院。血气分析大致正常，临床除呼吸急促外，无明显三凹征及青紫。入院后肺脏超声显示双肺胸膜线与 A－线均消失，左肺野呈“肺疱－间质综合征”样改变，提示该侧肺内存在较多液体；右肺胸膜下肺野明显液性暗区，提示存在胸腔积液。提示湿肺时患儿双侧肺内的病变程度可以不一致。

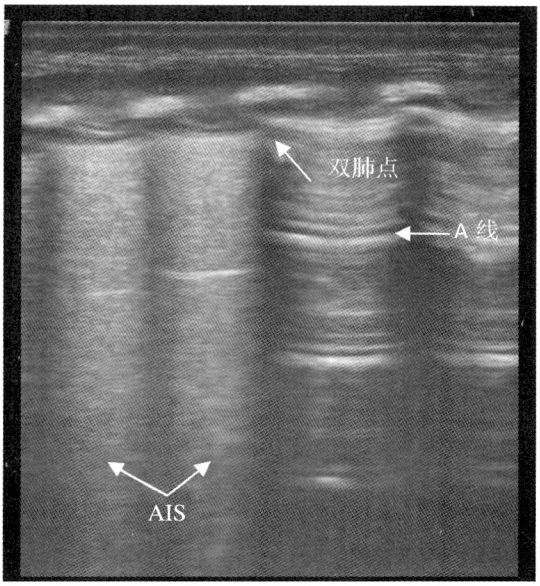

图 5－4 TTN（1）

G_2P_2，胎龄 36 周，剖宫产分娩。因呼吸困难 3 h 入院，结合临床表现、动脉血气分析及胸部 X 线检查，诊断为 TTN。超声下可见下肺野正常。上肺野呈肺泡－间质综合征改变，上下肺野不同病变组织之间的交界点即双肺点。肺野内不同部位超声表现不一致，反映肺组织含水量不同。提示湿肺患儿即使在同一侧肺脏，不同肺野的病变程度也可以有所差异。

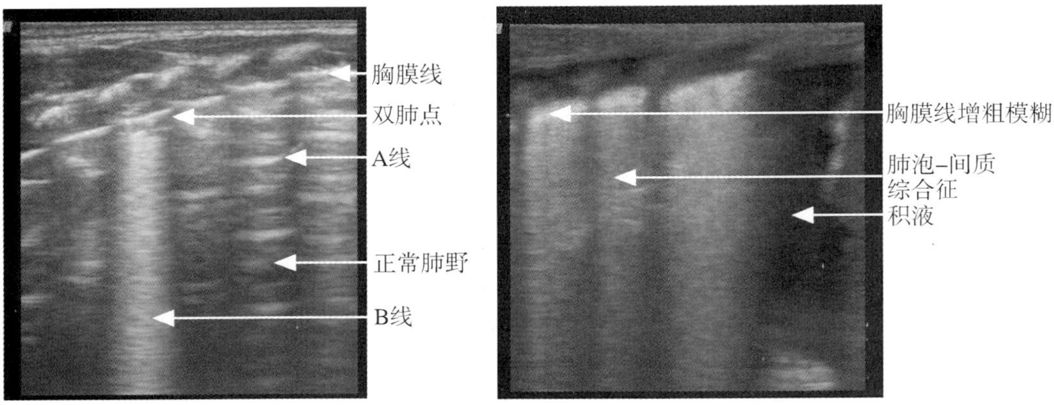

图5-5 TTN（2）

临床表现、动脉血气分析及胸部X线均符合TTN的临床特点，超声下左肺（左图）内可见典型B线，胸膜线正常完整，肺泡-间质综合征区域内A线消失，但正常肺野内A线正常存在；右肺（右图）可见胸膜线增粗、模糊，严重肺泡-间质综合征，胸腔积液，A线消失。

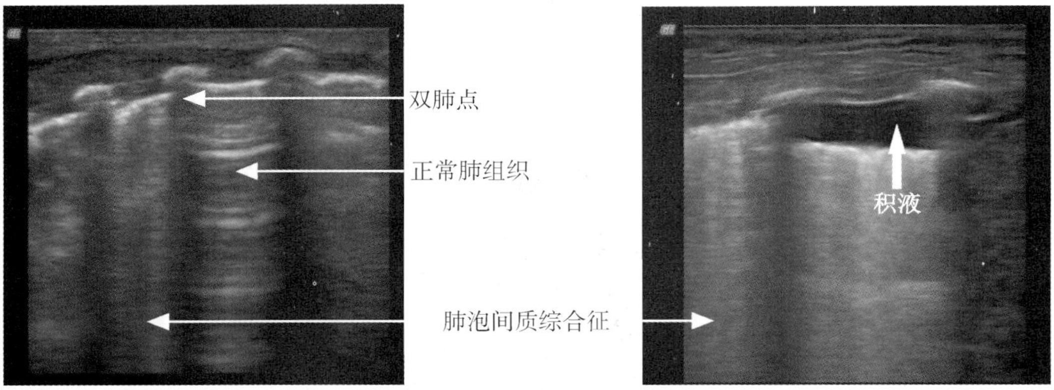

A. 左肺　　　　B. 右肺

图5-6 TTN（3）

G_2P_1，胎龄38$^+$周，剖宫产分娩，出生体重2 600 g，Apgar评分10分/1-5-10 min。因呼吸急促2 h于出生后2 h并入院。动脉血气分析：pH=7.39，$PaCO_2$ 38 mmHg，PaO_2 78 mmHg，动脉血氧饱和度（SaO_2）96%。胸部X线符合TTN的改变，肺部超声左肺可见肺中野正常肺组织与两侧的肺泡-间质综合征（提示存在肺水肿）共存，正常肺组织与病变肺组织之间的交界处为双肺点，双肺点是TTN的特征性超声改变之一。右肺可见胸腔积液与“白肺”（提示肺水肿程度较重）共存。此外，超声下可见左肺胸膜线清晰规则，肺泡-间质综合征区A线消失；右肺野胸膜线及A线均消失。

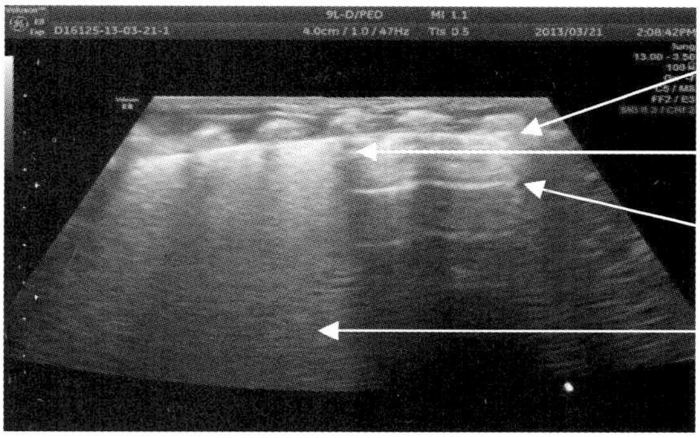

图 5－7　TTN（4）

胎龄 31 周，自然分娩，出生体重 1 550 g。出生后因呼吸困难 5 h 并于出生后 5 h 入院，肺脏超声可见明显双肺点及肺泡－间质综合征。

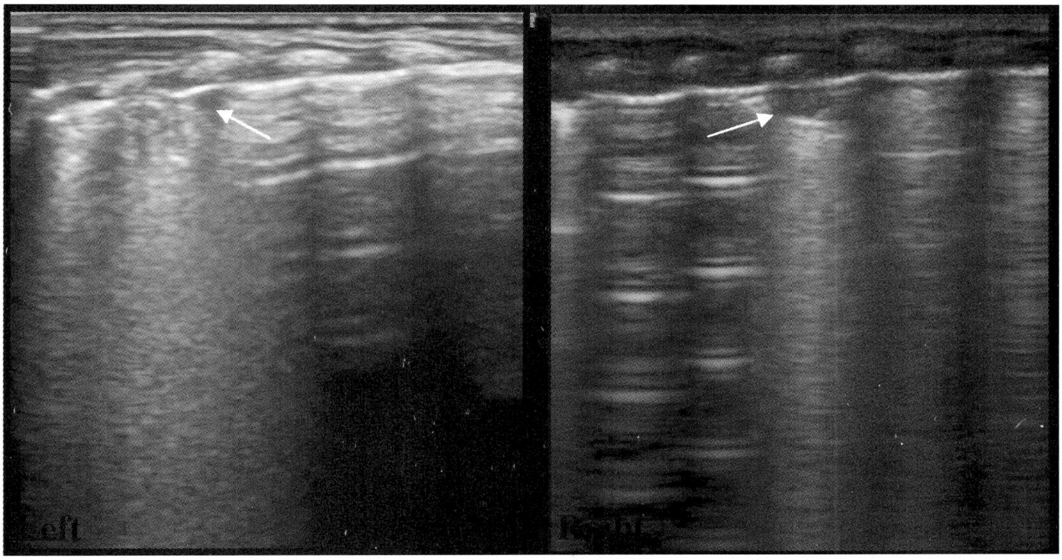

图 5－8　TTN（5）

胎龄 39 周，剖宫产出生，出生体重 3 900 g。出生后 2 h 因严重呼吸困难入院。肺脏超声显示双肺上下肺野间有明显的双肺点（箭头），胸膜线模糊或消失，未见实变及支气管充气征，符合 TTN 的超声改变。

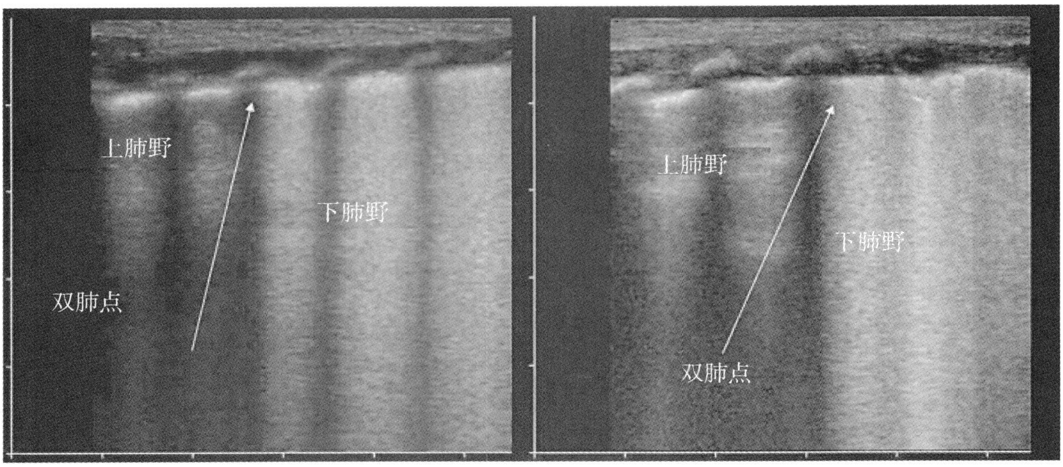

图 5－9 TTN（6）

双肺上下肺野均呈“肺泡－间质综合征”样改变，提示存在肺水肿，但下肺野程度明显重于上肺野。上下肺野之间存在明显的分界点，即双肺点。

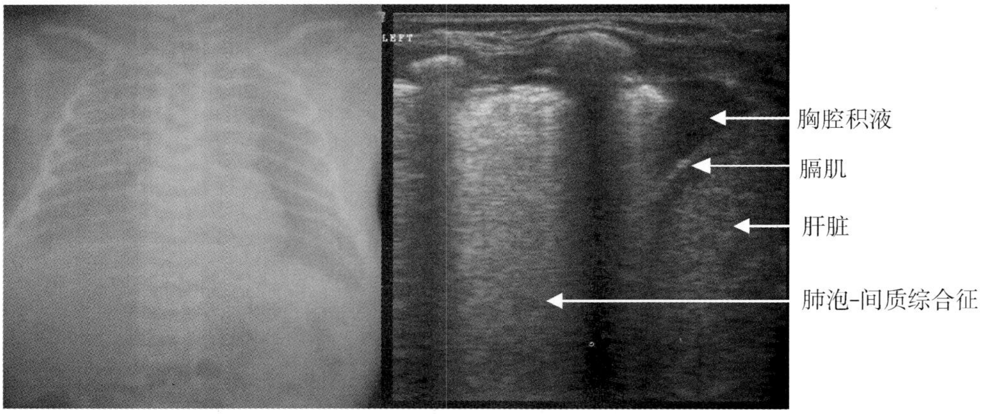

图 5－10 TTN 与 RDS 的鉴别

胎龄 38 周，剖宫产分娩，出生体重 2 750 g，胎膜早破 8 h。生后不久出现进行性呼吸困难，结合病史、临床表现及胸部 X 线表现诊断为 RDS。但肺超声检查仅显示胸膜线异常、“白肺”、胸腔积液及 A 线消失，未见肺实变及支气管充气征，故修正诊断为 TTN，患儿临床经过也符合 TTN。

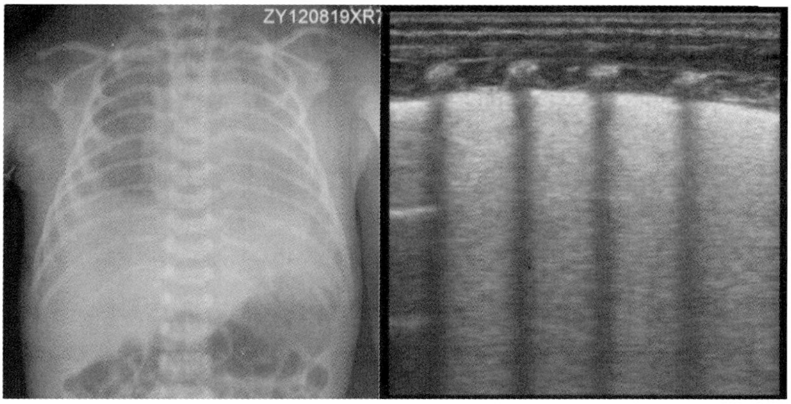

图 5－11　TTN（7）

G_2P_1，胎龄 38 周，自然分娩，出生体重 2 600 g，因呼吸困难 2 h 并于出生后 2 h 入院。入院时胸片显示双肺透过度减低，可见支气管充气征及左心缘模糊，初步诊断为 RDS（Ⅱ～Ⅲ级）。但肺脏超声仅显示双肺点、胸膜线模糊、肺泡－间质综合征及下肺野 A 线消失、上肺野 A 线减少，未见肺实变及支气管充气征，故为 TTN 而非 RDS，患儿临床经过及病程等均符合 TTN。

第六章　新生儿胎粪吸入综合征

第一节　概　述

胎粪吸入综合征（meconium aspiration syndrome，MAS）是因胎儿在宫内或产时吸入被胎粪污染的羊水而导致新生儿出生后出现以呼吸窘迫为主要临床表现的综合征，多见于足月儿或过期产儿。MAS 是一种严重肺部疾病，10% ~20% 会发生气胸，5% ~10% 会死亡。

一、病因与发病机制

1. 胎粪的排出　胎粪排出后可污染羊水。胎粪污染羊水（meconium stained amniotic fluid，MSAF）的发生率与胎龄有关，胎龄越大发生率越高，总的发生率约为 12%；胎龄 >42 周者发生率可达 30% 以上，胎龄 <37 周者发生率低于 2%，而胎龄在 34 周以下者则极少发生 MSAF。胎粪排出是胃肠道成熟的自然现象，在神经系统已经成熟的胎儿，脐带受压可引起短暂的副交感神经兴奋而使胎粪排出，胎儿宫内窘迫也可诱发胎粪的排出。一般认为羊水被黏稠胎粪污染与慢性宫内缺氧、胎儿酸中毒后预后不良相关，MSAF 伴胎心异常是胎儿窘迫和围产期发生并发症的标志。通过观察羊水被胎粪污染的颜色，可以大致推测胎粪排出或胎儿窘迫发生的时间，黄色提示较陈旧胎粪，绿色常提示新近排出的胎粪。

2. 胎粪的吸入　在一般情况下，胎儿肺液的分泌量较大，使气道内的液体自气道流出至羊膜腔。如不存在明显的宫内窘迫，即使羊水内含有胎粪，胎儿正常的呼吸运动也不会导致胎粪的吸入，或者吸入的胎粪颗粒仅限于上气道或主气管而不至引起严重的症状；而胎儿在有明显宫内窘迫引起喘息时，则可将胎粪颗粒吸入小气道或肺泡。胎儿出生开始自主呼吸后，尤其伴有喘息时，可使胎粪颗粒吸至远端气道。

二、病理生理

MAS 主要为胎粪吸入引起的气道不均匀机械性阻塞和化学性炎症反应。

1. 肺不张与肺气肿　胎粪颗粒被吸入远端气道，首先引起小气道的机械性梗阻，当梗阻为完全性时即引起肺不张，当梗阻为部分性时则引起活瓣氧效应。此时，吸气为主动过程，吸气时由于胸腔负压作用产生的气道压差较大，气体易于进入肺脏；呼气为被动过程，气道压差较小时气体不易呼出，最终使肺泡内气体潴留而引起肺气肿，肺泡通气量下降，引起 CO_2 潴留。严重时肺泡破裂，发生肺间质气肿、纵隔气肿或气胸。

胎粪吸入后 12～24 h，由于胎粪对小气道的化学性刺激，可引起化学性炎症和肺间质水肿；化学性炎症使肺气肿持续存在而肺萎陷更为明显。镜下可见肺泡间隔中性粒细胞浸润、肺泡和气道上皮细胞坏死、肺泡内蛋白样碎片积聚等。由于末端气道的阻塞而致肺顺应性降低。胎粪中含有的溶蛋白酶、游离脂肪酸、磷脂、胆盐、血液、胎毛、脱落细胞、胆红素、蛋白质、胆固醇、三酰甘油等成分可使肺泡表面活性物质灭活，并影响 SP－A 和 SP－B 等的产生，从而引起继发性肺泡表面活性物质缺乏，结果使肺顺应性进一步降低，肺萎陷进一步加重。

2. 正常肺泡　部分小气道内可无胎粪，其肺泡的通气和换气功能将代偿性增强。可见，MAS 的肺部改变为不均匀性气道阻塞，即肺不张、肺气肿与正常肺泡同时存在，他们所占比例决定临床表现的轻重。

3. 肺动脉高压　在窒息缺氧的基础上，胎粪吸入所致肺不张、化学性炎症损伤、继发性 PS 缺乏进一步加重肺萎陷、肺通气不足和低氧血症，使患儿肺血管压力持续增高，最终导致新生儿持续性肺动脉高压（PPHN），约 1/3 的患儿会发生不同程度的 PPHN。此外，宫内慢性缺氧所致肺动脉发育异常，即血管平滑肌延伸至正常无肌化的肺泡细小动脉（intra－acinar arterioles），导致小血管管腔缩小、肺血管阻力增加也参与 PPHN 的发生机制。

4. 继发性肺泡表面活性物质缺乏　胎粪颗粒的机械性刺激及胎粪中胆盐化学性刺激均可直接导致肺泡Ⅱ型细胞损伤，缺氧、酸中毒等可抑制肺泡表面活性物质的合成并破坏其功能，从而导致继发性肺泡表面活性物质缺乏。

5. 低氧血症与混合性酸中毒　上述因素的综合作用，导致严重的通气和换气功能障碍，引起严重的低氧血症和混合性酸中毒，重者出现呼吸衰竭、肺水肿和肺出血。

三、临床表现

1. 胎粪污染羊水　MAS 多见于过期产儿，胎粪污染羊水是诊断 MAS 的前提：①分娩时可见羊水中混有胎粪；②患儿出生后可见皮肤、指甲、脐带等部位严重黄染；③患儿口、鼻腔内可见（或可吸出）胎粪或被胎粪污染的液体；④气管插管时声门处或气管内吸出胎粪颗粒可确诊。

2. 呼吸系统表现　症状的轻重与吸入羊水的性质（混悬液或块状胎粪）及量的多少有关。吸入量少和混合均匀的羊水者，可无症状或症状较轻；吸入大量黏稠胎粪者，可发生死胎或出生后不久死亡。一般于出生后数小时内出现呼吸困难，表现为发绀、鼻翼扇动、三凹征和明显的呼吸急促、呼吸浅而快，少数患儿可出现呼气性呻吟。早期的呼吸系统异常表现常因肺液清除延迟而胎粪吸入肺所致。肺部过度充气可致胸廓前后径增大，呈桶状胸；肺部听诊可闻及啰音。出生后 12～24 h，随胎粪颗粒进一步被吸入远端气道，上述症状体征变得更为明显。由于吸入的胎粪颗粒最终需经吞噬细胞的吞噬而清除，患儿呼吸困难可持续数天至数周。如果症状在生后 24～48 h 内即缓解，则可能系肺液清除延迟（TTN）而非 MAS 所致。

3. PPHN表现 以严重发绀为主要表现，其特点是吸入高浓度氧（>60%），发绀不能缓解，并于哭闹、喂养及躁动时加重；发绀的程度与肺部体征不平行（发绀重而肺部体征轻）。严重时可发生心力衰竭和休克。胸骨左缘第2肋间可闻及收缩期杂音。

以下试验有助于对发绀原因进行鉴别。

（1）高氧试验（hyperoxia test）：吸入纯氧15 min，如 PaO_2 或 $TcSO_2$ 较之前明显增加，提示为肺实质病变；如无明显变化，提示为PPHN或青紫型先天性心脏病。

（2）动脉导管前、后血氧差异试验：比较动脉导管前（右桡动脉或颞动脉）和导管后（左桡或下肢动脉）PaO_2 或 $TcSO_2$，如导管前、后 PaO_2 差 >2 kPa（15 mmHg）或 $TcSO_2$ >4%，提示存在动脉导管水平的右向左分流（但无差异不能排除PPHN，因卵圆孔处的右向左分流对其无影响）。

（3）高氧－高通气试验（hyperoxic－hyperventilation test）：气管插管纯氧通气10～15 min，频率60～80次/min，使 $PaCO_2$ 下降和血pH值升高，如 PaO_2 较通气前 >4 kPa或 $TcSO_2$ >8%，提示存在PPHN，而青紫型先天性心脏病则无此改变。

4. 其他表现 严重MAS可并发红细胞增多症、低血糖、低血钙、缺氧缺血性脑病、多脏器功能障碍及肺出血等。

四、辅助检查

1. 实验室检查 ①动脉血气分析，显示pH值降低、PaO_2 降低和 $PaCO_2$ 升高，表现为低氧血症和高碳酸血症，可有严重混合性酸中毒。②其他，如血常规、血糖、血钙、血生化检查等，必要时须做气管内吸引物培养或血培养等。

2. 胸部X线检查 胸部X线片对诊断MAS有重要意义，吸入的胎粪一般在生后4 h后到达肺泡，这时胸部X线才能出现特殊的表现，约85%的MAS患儿X线征象在生后48 h最为明显，但约70%的MAS患儿胸部X线表现可与临床表现不相一致，主要表现为两肺透过度增强伴节段性或小叶性肺不张，也可仅有弥漫性浸润影或并发纵隔气肿、气胸等。根据胸部X线表现将MAS分为：①轻度：肺纹理增粗，轻度肺气肿，膈肌轻度下降，心影正常，说明吸入较稀的胎粪。②中度：肺野有密度增加的粗颗粒或片状团块、云絮状阴影，或有节段性肺不张，伴轻度透亮的囊状气肿，心影偏小。③重度：除上述中度表现外，还伴有间质气肿、纵隔积气或气胸等气漏现象。

3. 做超声心动图 可协助排除先天性心脏病及测定肺动脉压力，明确是否存在右向左分流。

五、鉴别诊断

1. 新生儿呼吸窘迫综合征 早产儿多发，因肺泡表面活性物质不足导致进行性肺不张，起病快，出现进行性呼吸困难、发绀、吸气性三凹征、呼气性呻吟，胸部X线片显示两肺透过度普遍下降，可见支气管充气征。详见第四章。

2. 羊水吸入性肺炎 单纯羊水吸入后较易吸收，症状轻，并发症少。

六、治疗

1. 气管内胎粪吸引 对病情较重且出生后不久的患儿，即有胎囊污染但“无活力”的新生儿，应给予气管插管，做气管内吸引，以尽量吸净气道内的胎粪，有助于减轻病情和预防 PPHN 的发生。动物实验表明，胎粪进入气道内 4 h 仍可自气道内被吸出。

2. 对症治疗　纠正缺氧、酸中毒、休克，保证气道通畅，呼吸衰竭者给予机械通气治疗，注意保暖，保证足够的热量。保证电解质平衡及适当限制液体，可酌情补充外源性肺泡表面活性物质。

3. 治疗 PPHN　碱化血液，通气时给予较高频率（>50～60 次/min），维持血液 pH 值在 7.45～7.55；给予血管活性药物降低肺动脉压力而升高体循环压力，一氧化氮吸入治疗，有条件的单位可使用 ECMO 治疗。

第二节　胎粪吸入综合征的超声诊断

MAS 的主要声像图特点包括胸膜下局灶性实变伴或不伴支气管充气征、病变区胸膜线模糊或消失、A 线消失、肺泡－间质综合征或“白肺”等。由于其实变范围较小及程度较轻，胸膜线可不完全消失，主要表现为增粗、模糊等。两侧肺脏及同一侧肺脏不同肺野的超声改变可以不一致，也进一步证实了 MAS 时肺脏病理改变的不均一性。

现举例说明 MAS 的超声表现如图 6－1～图 6－4 所示。

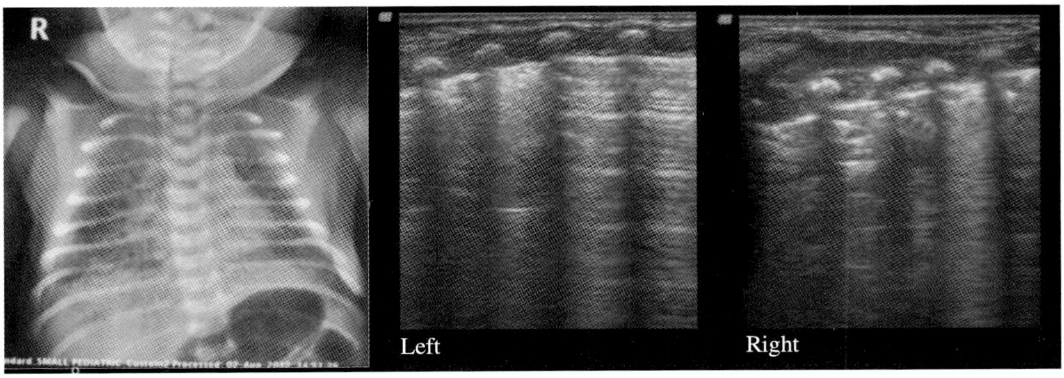

图 6－1　MAS（1）

G_1P_1，胎龄 38^{+1}周，剖宫产分娩，羊水Ⅲ度污染，无窒息。因进行性呼吸困难 13 h 于出生后 13 h 入院。胸部 X 线表现符合 MAS 的改变。肺超声显示左上肺呈 AIS 改变，左下肺正常；右上肺可见胸膜下局灶性实变，右中下肺呈肺泡－间质综合征改变，病变区胸膜线模糊，病变区 A 线消失。肺脏超声的发现也进一步证实了 MAS 时肺部病理改变的不均一性。

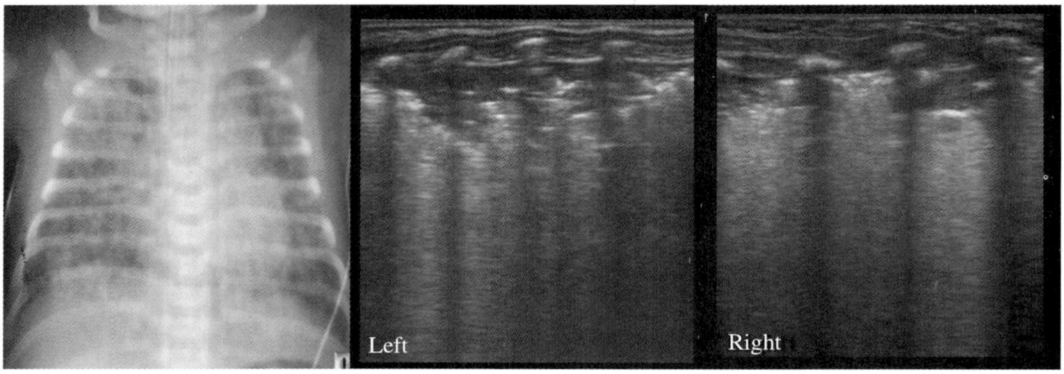

图6－2　MAS（2）

G_2P_1，胎龄39周，自然分娩，宫内窘迫，胎粪污染羊水，出生时窒息，复苏后呼吸困难，结合病史、临床表现诊断为MAS。胸部X线片呈典型MAS改变。肺脏超声双侧肺脏均见2～3个肋间的胸膜下实变，左肺实变区胸膜线尚清晰，右肺实变区胸膜线模糊，其余部位可见肺泡－间质综合征，A线消失。

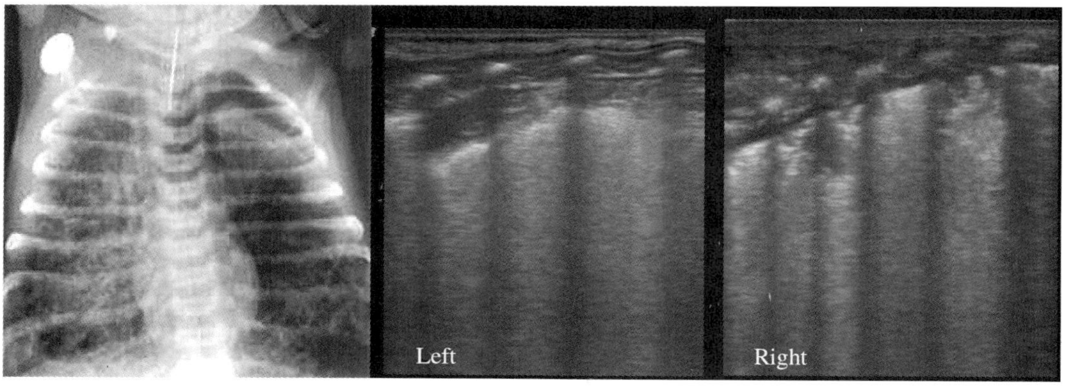

图6－3　MAS（3）

胎龄40周，自然分娩，宫内窘迫，胎粪污染羊水，重度窒息，复苏后呼吸困难。胸部X线片符合MAS的改变。左肺脏超声显示明显的肺泡－间质综合征（提示肺泡及间质内含水量较多）及胸膜下肺实变，胸膜线模糊或消失；右肺超声显示不连续的胸膜下肺实变，提示肺组织病变的不均一性。

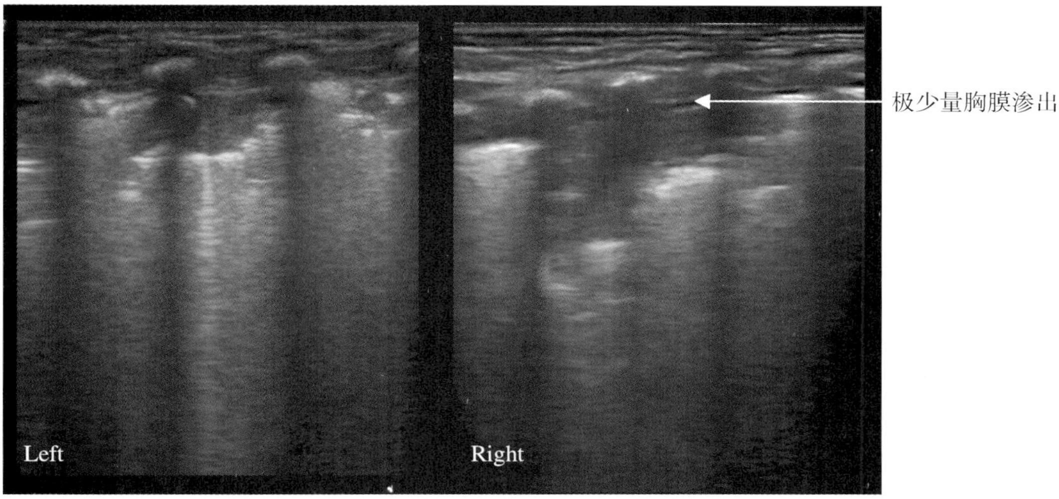

图 6－4　MAS（4）

胎龄 41 周，因宫内窘迫剖宫产分娩，胎粪污染羊水（Ⅲ度）。出生后出现严重呼吸困难，入院后结合病史、临床表现、胸部 X 线改变等诊断为 MAS。肺脏超声显示左肺中、下野可见不连续的实变区，右肺可见较大范围的实变区及少量胸腔积液，双肺胸膜线及 A 线均消失。

第七章　新生儿感染性肺炎

第一节　概　述

感染性肺炎（infectious pneumonia）是新生儿感染性疾病中最常见的疾病，也是新生儿死亡的重要原因之一。据统计，感染性肺炎占新生儿住院总数的1/3以上，因感染性肺炎死亡者占死亡总数的1/4以上、占新生儿尸解病例的1/5以上。感染可发生在宫内、分娩过程中或出生后，产前感染病原体经血行通过胎盘、羊膜感染胎儿或胎膜早破时病原菌从阴道上行感染胎儿，产时感染系胎儿在分娩过程中吸入了产道内被污染的羊水或母亲宫颈分泌物所致，产后感染的病原体主要通过婴儿呼吸道、血行或医源性途径传播。常见病原体为大肠杆菌、葡萄球菌、病毒（如巨细胞病毒、单纯疱疹病毒、风疹病毒、柯萨奇病毒、水痘病毒等）、克雷伯菌、李斯特菌、支原体和衣原体等。

一、病因

1. 宫内感染　病原体主要为B族β溶血性链球菌、肺炎球菌、大肠杆菌、肺炎克雷伯菌、变形杆菌及巨细胞病毒、风疹病毒、单纯疱疹病毒等。

（1）母体感染：母亲有败血症、病毒血症、绒毛膜羊膜炎等时，病原体从母体通过胎盘屏障进入胎儿循环到达胎儿肺脏而引起胎儿感染性肺炎。

（2）胎膜早破：胎膜早破与胎儿、新生儿感染密切相关。既往认为胎膜早破时间越长，胎儿与新生儿感染发生率越高，程度也越严重。但我们近来的调查结果表明，胎膜早破时间长短与新生儿感染性疾病发生率无相关性。胎膜早破时间≤24 h者血培养阳性率为7.7%，24～72 h者为7.2%，>72 h者为9.6%，不同胎膜早破时间之间血培养阳性率差异无统计学意义（$\chi^2=2.70$，$P=0.259$）。胎膜早破所致新生儿感染的病原菌中，G^+球菌的比例显著高于G^-杆菌，其中表皮葡萄球菌、人葡萄球菌、肺炎克雷伯菌、大肠杆菌和溶血性葡萄球菌等细菌是胎膜早破后导致新生儿感染的常见菌种，共占血培养阳性的75.0%以上；真菌是胎膜感染导致早产儿感染的常见致病微生物之一。

（3）产科操作过多：过多的产科操作易致胎儿－新生儿感染，细菌可直接或通过血行感染胎儿。

2. 产时感染　产时感染的病原菌以G^-杆菌（大肠杆菌、变形杆菌、产气杆菌）、沙门菌和B族β溶血性链球菌多见。

（1）第二产程延长：胎膜虽未早破，但处于极度紧张状态，胎膜通透性增加，给病原体的侵入创造了条件。

（2）急产：急产分娩时常难以彻底消毒而致感染机会增加。

3. 产后感染　是晚期新生儿肺炎的主要原因，病原体常为绿脓杆菌、肺炎克雷伯菌及某些致病力低的条件致病菌如葡萄球菌等。

（1）与呼吸道感染者密切接触：此时患儿吸入含有较多致病微生物的空气，各种病毒、细菌均可导致新生儿出生后感染。

（2）血行播散：新生儿皮肤黏膜破损感染及败血症等时，病原菌经血行播散至肺部。

（3）医源性感染：主要原因是各种侵入性操作过多或器械消毒不严、工作人员没有严格执行无菌操作、穿刺及护理过程中致婴儿皮肤完整性被破坏、婴儿室或病房内空气不流通致病原体聚集等。

二、病理生理

病变主要在肺泡时，在病理学上可见肺泡壁充血、水肿、炎症细胞浸润，肺泡内充满渗出液，从而使肺泡弥散面积缩小、血气屏障膜厚度增大、弥散时间延长、气体弥散量减少。早期主要是氧的弥散受影响，后期则引起 CO_2 潴留。由于氧的弥散量减少，部分静脉血不能在肺内氧合即被输送到肺静脉、体循环动脉系统，导致动脉血氧分压降低，肺泡－动脉氧分压差（$A-aDO_2$）增大。重症肺炎时由于严重缺氧肺血管内皮细胞肿胀，肺血管痉挛麻痹，肺动脉压升高；肺毛细血管通透性增加，血液渗出及血流缓慢，肺通气血流比值失衡加重，从而导致进行性缺氧，严重时可导致肺出血。

当病变主要在细支气管、毛细支气管时，呼吸道管壁充血水肿、炎性渗出、分泌物增多，可引起细支气管痉挛及通气障碍。当呼吸道不完全阻塞时，空气的吸入多于呼出，可引起肺气肿、肺泡通气量减少及通气血流比值降低。呼吸道完全阻塞时，部分肺泡萎陷，发生肺不张，肺泡通气血流比值降低进一步加重，从而使缺氧愈加明显。

缺氧可间接刺激肺泡内牵张感受器，通过反射使呼吸增快、通气量增加以部分代偿缺氧，但当肺泡病变严重或呼吸道阻塞明显时，代偿效果也不佳，甚至失代偿。正常情况下呼吸肌的耗氧量占全身耗氧量的3%～5%；如缺氧不能解除，患儿长时间用力呼吸，辅助呼吸肌动用，则耗氧量可达正常的5～10倍，最终因呼吸肌疲劳而导致呼吸衰竭。

三、病理学

宫内感染性肺炎时，大体可无特殊发现，镜下可见肺泡均受累，充满多核中性粒细胞及单核细胞，偶见红细胞，纤维素性渗出很少。部分肺泡扩张，含羊水等内容物。宫内血行感染性肺炎则肺泡内不含羊水内容物，但可见较多纤维素性渗出。

四、临床表现

1. 宫内感染性肺炎　发病常较早，多在出生后3 d内发病，常有出生时窒息史，严重宫内感染可致胎死宫内。表现为出生时不哭，复苏后呼吸困难，有三凹征、呻吟、青紫等，口吐泡沫。咳嗽少见，可有呼吸暂停。体温不升或正常，肺部听诊可无明显异常，有时症状与体征均缺乏。上行性感染者以呼吸系统症状为主要表现，可见呼吸增快、呻吟、体温异常，严重者可发生呼吸衰竭、心力衰竭、抽搐、昏迷、弥散性血管内凝血、休克及持续性肺动脉高压等，肺部听诊可闻及干、湿性啰音等。血行感染者以黄疸、肝脾大、视网膜脉络膜炎、脑膜炎等多系统受累表现更为明显（胎儿期双肺处于压缩状态，肺动脉血流大部分经动脉导管进入主动脉而仅少部分流入肺脏），肺部主要为间质性肺炎，故常无啰音。脐血免疫球蛋白 M（IgM）>200～300 mg/L，特异性 IgM 升高则有诊断价值。胸部 X 线检查在细菌感染引起者常表现为支气管肺炎，病毒感染引起者主要表现为间质性肺炎。

2. 分娩过程中感染性肺炎　常见病原体为各种细菌（最常见大肠杆菌，其次为肺炎链球菌、克雷伯菌、李斯特菌、B 族溶血性链球菌）、沙眼衣原体、单纯疱疹病毒和支原体等。发病时间与感染的病原体种类有关，一般较晚，需经过一定潜伏期后才发病。沙眼衣原体感染常在 5～14 d 时出现化脓性结膜炎，结膜上皮细胞刮片可找到包涵体，鼻咽部可分离到沙眼衣原体；2～12 周才出现咳嗽，呈阵发性，无发热或低热，肺部有细湿啰音；胸片表现为弥漫性或局限性间质性肺炎。单纯疱疹病毒感染在出生时头部皮肤可有疱疹，常在出生后 5～10 d 发病，脑膜炎症状常较为突出。细菌（如大肠杆菌等肠道细菌）引起的肺炎一般在出生后 3～10 d 发病，除呼吸道症状外，常引起败血症，甚至呈暴发性，病死率较高；胸部 X 线检查呈支气管肺炎表现。

3. 出生后感染性肺炎　病原菌侵入的途径包括下行感染（病原体经飞沫传播由上呼吸道至肺）、血行感染和医源性感染（如呼吸机相关肺炎、广谱抗生素的使用）等。各种病毒、细菌及其他微生物均可引起新生儿生后感染性肺炎，其中呼吸机相关肺炎的常见病原体为肺炎克雷伯菌、绿脓杆菌、大肠杆菌等，长期使用广谱抗生素者易发生白色念珠菌肺炎，免疫功能缺陷者易患卡氏肺囊虫肺炎。呼吸困难、鼻翼扇动、口吐白沫、青紫、点头呼吸、三凹征等呼吸道症状较明显，但肺部体征不典型。呼吸道合胞病毒性肺炎可表现为喘息，肺部听诊可闻及喘鸣音。不同病原体引起的肺炎可有不同的肺部 X 线表现，病毒感染主要表现为间质性肺炎，细菌感染以为支气管肺炎为主，金葡菌感染易并发脓胸、脓气胸。鼻咽部分泌物细菌培养、病毒分离和荧光抗体检测、血清特异性抗体检查等有助于病原学诊断。

4. 常见并发症

（1）充血性心力衰竭：肺炎时常因以下原因发生心力衰竭。①缺氧酸中毒使肺血管痉挛、肺动脉压升高。②炎症渗出引起肺水肿，使心脏前、后负荷均增加，易致右心衰竭。③心肌缺氧缺血、能量代谢障碍、细菌毒素、酸中毒、电解质紊乱等使心肌细胞超微结构破坏，兴奋 - 收缩耦联障碍，心肌收缩力减弱。④舒张压降低、冠状动脉血流量减少，使心肌收缩力进一步减弱。⑤重症肺炎时，在细菌毒素的作用下外周血管 α 受体兴奋，血管收缩，左心后负荷增大，使心排血量减少；同时，交感神经兴奋使全身血流重新分配，肾血流量减少，肾素 - 血管紧张素 - 醛固酮系统激活，致水钠潴留，回心血量增加，心脏前负荷加重，引起充血性心力衰竭。

（2）酸碱平衡紊乱：严重肺炎时因缺氧使无氧代谢增加，产生大量乳酸，引起乳酸血症，进而引起代谢性酸中毒。缺氧早期因通气上的代偿可有轻度的呼吸性碱中毒；严重及病情进展则引起 CO_2 潴留而发生混合性酸中毒，但很少发生代谢性碱中毒，除非在治疗过程中补碱过多或机械通气不当。当 $pH < 7.2$ 时肾脏功能受累，停止泌尿，肝脏功能损害，参与胆红素代谢的酶活性受抑制而易于发生胆红素脑病；同时，酸中毒时机体对儿茶酚胺的反应性减弱，体温调节和血液循环功能发生障碍。$pH < 7.0$ 时，心肌糖代谢完全终止，继而出现循环衰竭及脑缺氧缺血性损伤的表现。

（3）水与电解质平衡紊乱：肺炎时因发热、呼吸增快等使水分经呼吸道和皮肤丢失增多，可发生高渗性脱水；如同时伴有呕吐、腹泻，则进一步加剧体内水分丢失，使脱水进一步加重。

以下因素常致患儿血钾升高：①酸中毒时，血浆中 H^+ 浓度升高并进入细胞内，通过 $H^+ - K^+$ 交换 K^+ 逸出细胞至细胞间液；②感染时细胞损伤、糖原与蛋白质分解均有 K^+ 释出，导致血钾升高。但又由于以下原因，患儿体内总钾量降低：①通过肾脏代偿使 K^+ 排出增多；脱水、酸中毒时反射性引起醛固酮分泌增多，亦使肾脏排 K^+ 增多；②摄入不足；③伴有呕吐、腹泻；④新生儿抗利尿激素分泌功能不成熟，肾脏的保 K^+ 能力较弱。

代谢性酸中毒时，血浆 HCO_3^- 含量减低，除高乳酸血症外，血浆 Cl^- 亦增加，发生高氯血症酸中毒。呼吸性酸中毒时，血中 HCO_3^- 显著增加，肾脏代偿性重吸收 HCO_3^-、排 Cl^- 增多，又引起低氯性酸中毒。

（4）脑水肿与中毒性脑病：脑水肿在通气障碍患儿中多见。由于 CO_2 潴留及酸中毒使脑充血，微血管扩张，血管壁通透性增加，血浆渗出，脑组织局部微循环障碍而产生细胞间水肿（血管性水肿）。缺氧和酸中毒、低血糖使脑细胞能量代谢障碍，Na^+，K^+ - ATP 酶活性降低，使 Na^+、H_2O 进入细胞内而又难以排出，导致脑细胞水肿（细胞毒性脑水肿）。此外，电解质紊乱与水、钠潴留也进一步加剧了脑水肿。严重脑水肿时可引起颅内压增高，常伴有惊厥发生，甚至导致脑疝。

（5）中毒性肠麻痹：重症肺炎时儿茶酚胺分泌增加，血流重新分配使胃肠道微循环障碍，肠道缺血、淤血、缺氧、水肿、渗出，肠道蠕动减少、平滑肌松弛，最终发生肠麻痹及肠充气。低钾血症也可引起肠麻痹。严重肠道积气使膈肌升高，肺通气受限，又加重患儿呼吸困难。

（6）肾功能损害：由于血流再分配，肾脏血流量减少；肾小球滤过率降低而致水、钠潴留。长时间缺血缺氧则会导致肾小管坏死、肾衰竭。

（7）肺出血：酸中毒时血液黏滞度增加致血流缓慢，感染性肺炎的晚期常有红细胞增多且不易变形而致栓塞形成；休克时也可致血液淤滞及栓塞；毛细血管基底膜上的免疫球蛋白 G（IgG）、补体 C3 及抗原 - 抗体复合物沉积等，均使肺血管损伤及血液漏出；充血性心力衰竭时，肺血管压力与阻力增加而发生肺水肿，可促进肺出血的发生。

（8）低血糖：严重感染时葡萄糖的消耗增加 3 倍，新生儿肝脏中促进糖原异生的酶的活性较低，氨基酸不易转化成葡萄糖。感染加重时棕色脂肪耗竭，糖异生减少，从而易于发生低血糖。此外，发热、呼吸运动增加都使糖消耗增加，进食减少、呕吐及消化道功能紊乱使外源性能量来源减少，以上因素均可导致或加重低血糖的发生。

（9）循环障碍与休克：重症肺炎时，由于缺氧、毒素、酸中毒、心力衰竭、应激等原因，机体微循环发生障碍，继而出现小血管痉挛、组织血供减少；而毛细血管开放，致血流在微循环内瘀滞，从而发生休克、弥散性血管内凝血及器官坏死。

（10）弥散性血管内凝血：缺氧及内毒素的作用使血管内皮损伤，酸中毒时血管扩张、血流缓慢，休克时微循环瘀滞、血浆外渗，均造成或加重局部缺血缺氧和酸中毒，启动内源性凝血途径而导致 DIC。此外，新生儿期血浆凝血因子含量低，血红蛋白含量高，血液黏滞度高；同时肝脏合成凝血因子的能力低，故新生儿本身易于发生 DIC。上述因素的综合作用，使新生儿在患严重肺炎时易于发生 DIC。

五、辅助检查

1. 常规检查 血常规、C 反应蛋白、血培养等。

2. 胸部 X 线检查 ①宫内及分娩过程感染所致肺炎者，生后第一天的 X 线检查可无异常发现，24 h 后可出现以下改变：间质性肺炎；双肺布满小片状或线性模糊阴影，从肺门向周围呈扇形扩散；支气管壁增厚；颗粒状阴影伴支气管充气征及肺气肿。②出生后感染性肺炎常见以下表现：肺野内广泛的点状、片状浸润影，可伴肺气肿、肺不张；偶见大叶性实变伴脓胸、脓气胸、肺脓肿、肺大疱等；两肺弥漫性模糊阴影，阴影密度深浅不一，以细菌性肺炎多见；两肺门及内带肺野间质条索状阴影，可伴散在的肺部浸润、明显肺气肿，以病毒性肺炎多见。

六、治疗

1. 加强护理 注意保暖和维持中性温度环境，防止病情进展及恶化。

2. 加强呼吸道管理 采用雾化吸入、体位引流、定期翻身拍背等物理治疗方法，保持呼吸道通畅。

3. 供氧 使动脉血 PaO_2 维持在 50 ~ 80 mmHg。可使用头罩给氧，严重者可能要给予 CPAP 甚至呼吸机治疗。氧疗时需注意以下问题：①伴有严重 CO_2 潴留的低氧血症，如给予高浓度氧，由于 CO_2 麻痹不能使呼吸中枢兴奋，外周化学感受器受抑制也不能刺激呼吸中枢，可抑制患儿自主呼吸。②通过氧疗，低氧血症改善后，应逐步降低吸入氧浓度，因氧浓度骤降会使肺血管突然痉挛，导致肺动脉高压及右向左分流，病情反而难以逆转。

4. 病原治疗 细菌性肺炎应静脉给予抗生素，但病原菌常难以很快确定。可先给予头孢菌素类抗生素，以后根据病情及时调整抗生素种类。B 组 β 溶血性链球菌给予青霉素；李斯特菌肺炎可用氨苄西林；衣原体、支原体首选红霉素；单纯疱疹病毒感染可用阿昔洛韦；巨细胞病毒性肺炎可用更昔洛韦；α_1 - 干扰素 20 万 ~ 100 万 u/d 肌内注射，对病毒性肺炎有效，每个疗程 5 ~ 7 d。

5. 支持疗法 纠正循环障碍和水、电解质紊乱，每日输入液体总量为 60 ~ 80 mL/kg，输液速度要慢，以免发生肺水肿和心力衰竭；保证足够的热量；可酌情输注血浆、白蛋白和免疫球蛋白，以提高机体的免疫功能。

第二节　感染性肺炎的超声诊断

肺脏超声已越来越多地用于重症医学领域各种肺脏疾病的诊断和鉴别诊断，但在新生儿肺炎诊断中的应用尚少。我们在借鉴肺脏超声诊断儿童和成人感染性肺炎经验的基础上，对肺超声诊断新生儿感染性肺炎的价值进行了研究，结果证实超声诊断新生儿感染性肺炎准确可靠，且具有较高的敏感性和特异性。新生儿感染性肺炎的主要超声影像学特点包括肺实变伴动态支气管充气征、胸膜线异常、AIS、A 线消失等。其中，肺实变诊断 IPN 的敏感性为 100%，当伴动态支气管充气征时，对诊断 IPN 的特异性达 97.2%。

肺实变伴动态支气管充气征对肺炎的诊断具有高度特异性，其特点是：①大小和形状不同的低回声区（不规则实变区），通常实变范围较大。②不均匀的低回声反射（实变）伴不规则的锯齿状边缘。③树枝状支气管充气征（dendrite - like air bronchogram）。④在实时超声下，可以看到空气在支气管内运动，称为动态支气管充气征（dynamic air bronchogram）。⑤实变可位于肺野的任何部位，实变区周围包绕充气肺组织。⑥彩色或能量多普勒超声于实变区见到肺血流信号，提示实变肺组织内存在血供，这是肺部病变能够恢复或痊愈的基础。⑦可有少量胸腔积液。根据上述特点可将 IPN 与 RDS、MAS 等相鉴别。

新生儿感染性肺炎常见而非特异性的超声改变有胸膜线异常、A 线消失及 AIS 等。胸膜线异常、AIS 等均与炎症反应及炎症渗出程度有关，严重者可有少量胸腔积液。由于 A 线是胸膜线的反射线，因此，胸膜线异常必然伴随 A 线异常，主要表现为 A 线消失。由于上述征象也可见于其他肺疾病，如 RDS、MAS、TTN 等，因此，它们均不是 IPN 的特异性改变。

实时超声下见肺滑消失与肺搏动是新生儿感染性肺炎的另一重要影像学特征，我们观察发现 84.4% 的感染性肺炎患儿在实时超声下可见不同程度的肺搏动及肺滑消失。肺搏动还见于程度较重的 RDS 及肺不张，提示肺搏动存在与否及其程度与肺实变或（和）肺不张的形成和程度有关，被认为是各种原因所致肺不张的特征性改变之一。

肺实变也是诊断肺不张和 RDS 的必要超声征象。但在肺不张时肺实变区边缘比较清晰规则，通常在一侧肺野内只有一处实变，常见平行排列的支气管充气征；而肺炎可有多处实变，常见动态支气管充气征；RDS 的实变起始于胸膜下，范围与病变程度有关，实变区内支气管充气征常呈点状或短线状，比较细腻。当然，真正做到准确鉴别除需要对肺脏超声有足够的认识和一定的经验外，结合病史和临床也非常重要，这也是新生儿医师亲自开展超声检查的优势所在。

现举例说明感染性肺炎的超声景影像学特点，如图 7 - 1 ~ 图 7 - 12 所示。

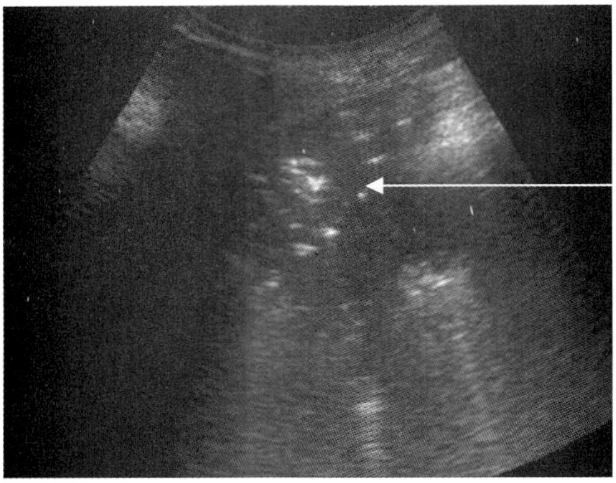

图 7－1　感染性肺炎（1）

胎龄 39 周，因呼吸困难入院，诊断为宫内感染性肺炎。肺脏超声显示肺野内部规则的实变阴影伴支气管充气征，实变区域远离胸膜，与 RDS 位于胸膜下的实变有明显不同。

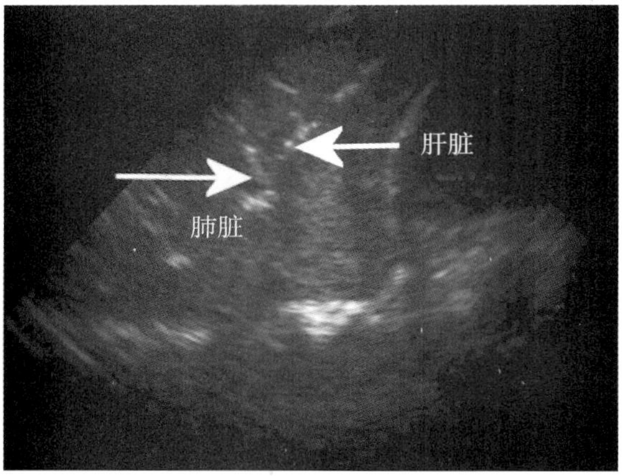

图 7－2　感染性肺炎（2）

显示肺组织肝样变伴树枝状支气管充气征（箭头）。

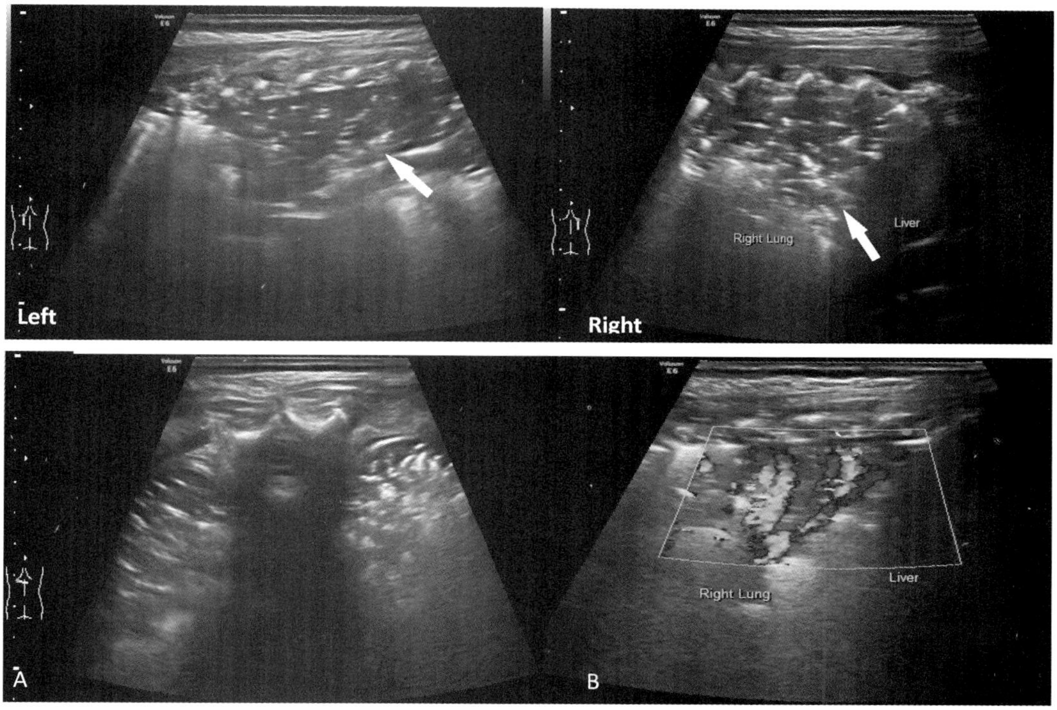

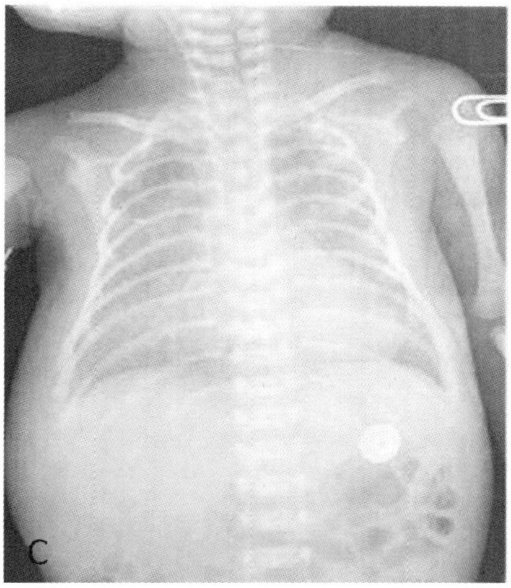

图 7－3　感染性肺炎（3）

胎龄 38^{+2} 周，剖宫产分娩，出生体重 3 420 g。因呼吸困难 3 d 于出生后入院。体温 38 ℃，双肺可闻及密集湿性啰音。血常规：WBC 22×10^9/L，中性粒细胞（N）78%，单核细胞 12.2%，CRP 66.8 mg/L。胸部 X 线符合新生儿肺炎改变。肺脏超声显示双肺均见边缘不规则的大面积实变区伴支气管充气征（箭头），部分胸膜线消失，其余部位呈肺泡－间质综合征改变，A 线消失。胎儿俯卧位，探头垂直于脊柱横切面扫描，进一步显示双肺实变存在（A）；多普勒超声显示实变区血供丰富（B，本彩图见书末彩插）。

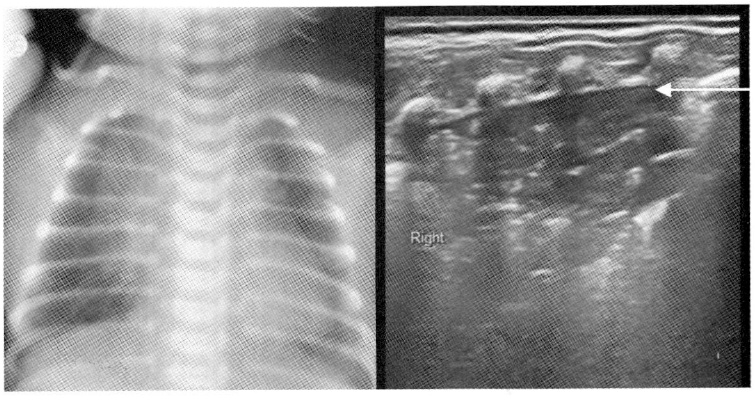

图 7－4　感染性肺炎（4）

胎龄 37 周，剖宫产分娩，出生体重 3 700 g。无窒息，有胎膜早破史，出生后呼吸困难，发热。血常规：WBC 30×10^9/L，N 81%，单核 PLT 67×10^9/L，CRP 39 mg/L。肺脏超声显示右肺大面积边缘不规则实变区伴支气管充气征，胸膜线存在，A 线消失，胸膜腔内可见极少量积液，胸部 X 线片符合新生儿肺炎改变，右肺显著。

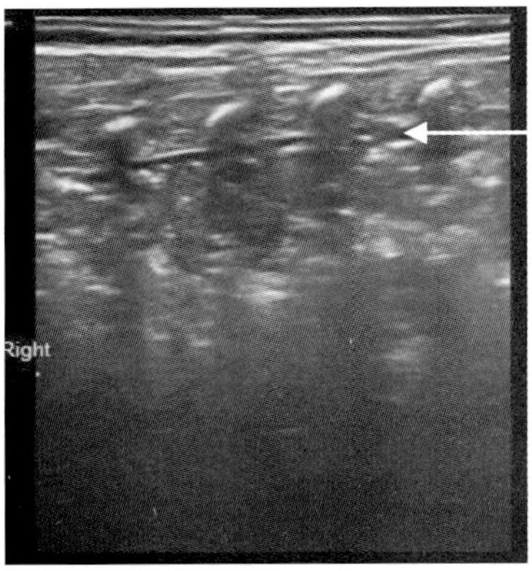

图 7－5　感染性肺炎（5）

胎龄 35 周，出生体重 2 050 g。因发热、呼吸困难 2 d 于生后 1 周入院，肺部听诊闻及密集湿啰音。血常规：WBC、N 及 CRP 均显著升高，胸部 X 线片符合肺炎改变。肺脏超声（右肺）显示大面积实变影，边缘不规则，呈锯齿状，伴支气管充气征，A 线消失，部分胸膜线消失，可见极少量胸腔积液。

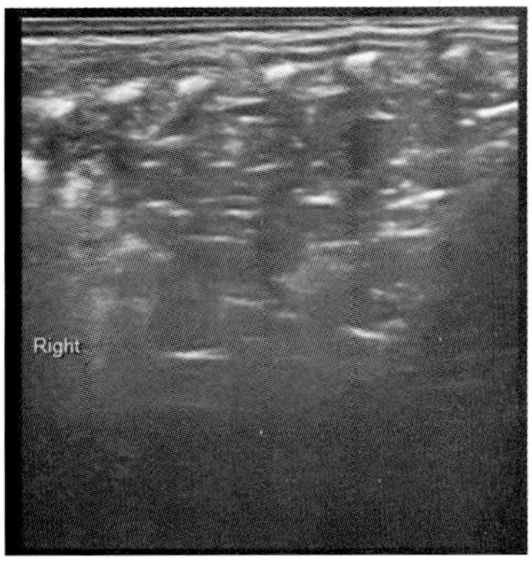

图 7－6　感染性肺炎（6）

肺脏超声显示肺野内大面积边缘不规则实变区，伴明显的支气管充气征，胸膜线及 A 线消失。结合图 7－3、图 7－4 和图 7－5 可见，大面积边缘不规则的实变区是新生儿感染性肺炎的重要超声特征之一。

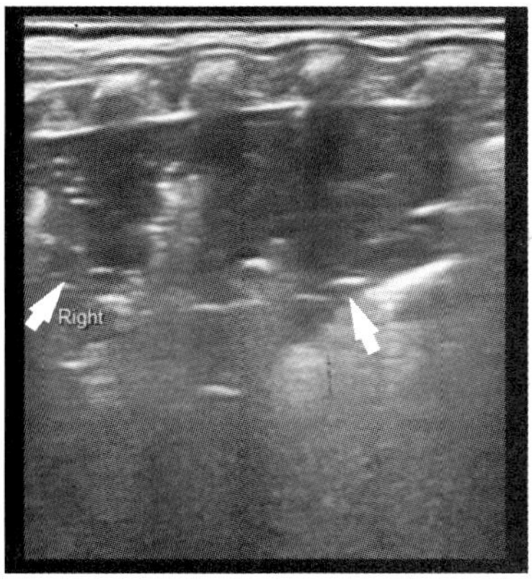

图 7－7　感染性肺炎（7）

胎龄 38 周，出生体重 4 000 g。因呼吸困难伴发热 3 d 入院，肺部闻及密集湿啰音，结合血常规及胸部 X 线检查诊断为肺炎。肺脏超声显示右肺野大面积边缘不规则、内部回声不均一的实变区域，伴支气管充气征（箭头），胸膜线清晰可见。

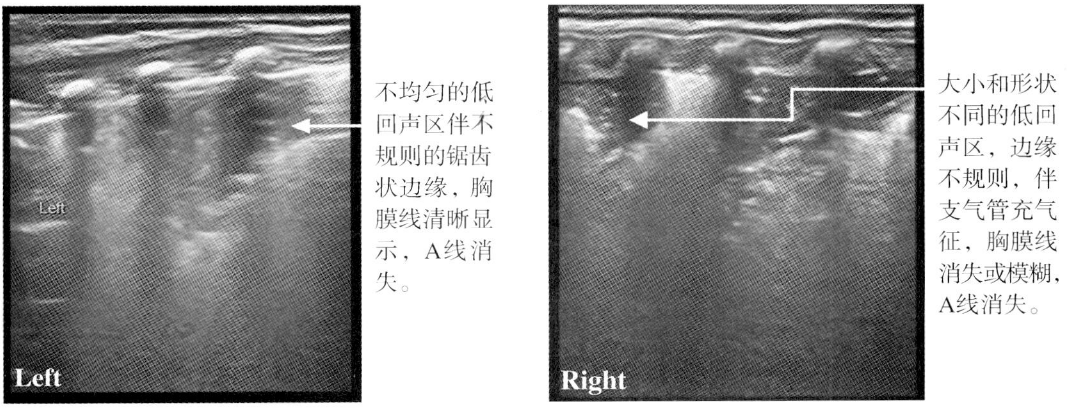

图 7－8　感染性肺炎（8）

胎龄 38^{+5} 周，剖宫产分娩，无窒息，出生体重 3 935 g。出生后不久呼吸困难，体温 39 ℃，肺部可闻及大量湿啰音。血常规：WBC 22×10^9/L，N 89.1%，CRP 31 mg/L。肺脏超声显示左肺大面积边缘不规则实变区，右肺可见大小和形状不同的两个实变区，均伴支气管充气征。左肺胸膜线清晰可见，右肺胸膜线模糊或消失。胸部 X 线检查符合双侧肺炎改变。结合图 7－7 可见，在肺野内存在不同程度、不同范围的实变区是新生儿感染性肺炎的重要超声表现之一，反映了肺部炎症在肺内病变的不均一性。

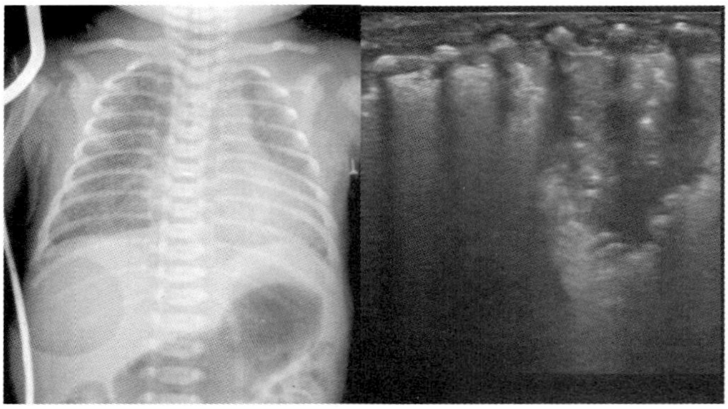

图 7－9　感染性肺炎（9）

胎龄 33^{+4}周，出生体重 1 650 g，因呼吸困难伴发热 3 d 并于生后 14 d 入院，呼吸机治疗。胸部 X 线检查显示双肺纹理增粗、模糊、紊乱，右下肺可见大块致密阴影，结合临床表现诊断为肺炎。肺脏超声显示右肺下野三个肋间的实变影，肺野深部实变区边缘呈锯齿状伴支气管充气征，其余部位呈明显肺泡－间质综合征，胸膜线及 A 线消失。

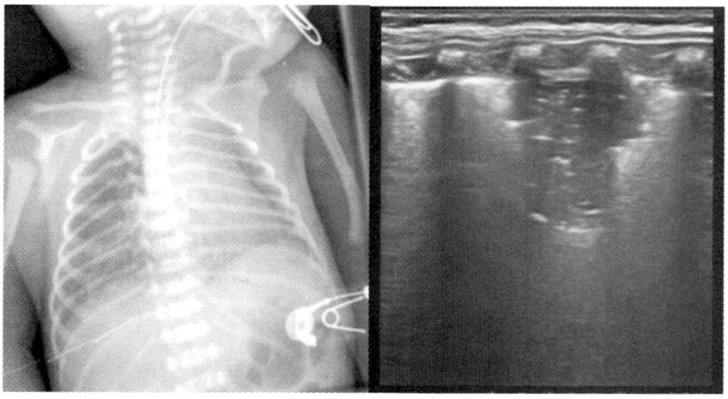

图 7－10　感染性肺炎（10）

胎龄 31^{+1}周，自然分娩，出生体重 1 550 g。胎膜早破 47 h，羊水混浊。出生后不久出现呼吸困难，低体温，呼吸机治疗。血常规：WBC 1 980 × 10^9/L，N 87%，PLT 87 × 10^9/L。血培养肺炎克雷伯菌生长。胸廓 X 线片显示右肺片状密度增高影，右下肺显著。肺脏超声显示右下肺野大面积实变区，伴显著支气管充气征，胸膜线部分消失，A 线消失。

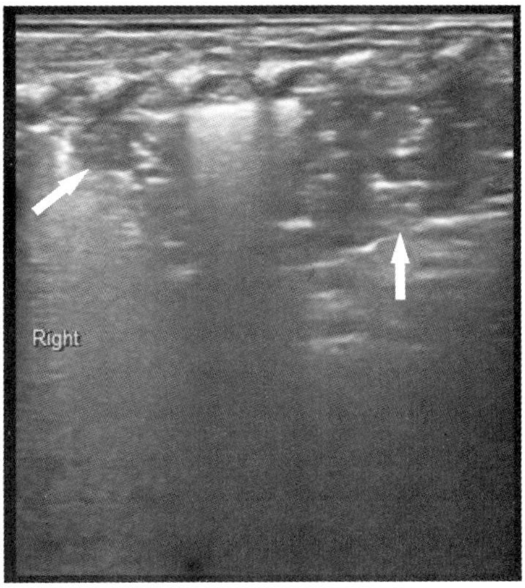

图 7－11　感染性肺炎（11）

胎龄 28 周，自然分娩，出生体重 1 275 g，Apgar 评分7－9－9 分/1－5－10min。因呼吸困难 1 h 于生后 2 h 入院。查体肺部可闻及细湿啰音，动脉血气血气分析：pH＝7.15，$PaCO_2$ 52.1 mmHg，PaO_2 72.1 mmHg，BE－10.9 mmol/L。生后第一天血常规：WBC 28.6×10^9/L，杆状核比例 13%，N 70%，PLT 157×10^9/L，CRP 31 mg/L。胸廓 X 线片提示有右下肺炎，肺脏超声显示右下肺野两个边缘不规则的实变区伴支气管充气征（箭头）。

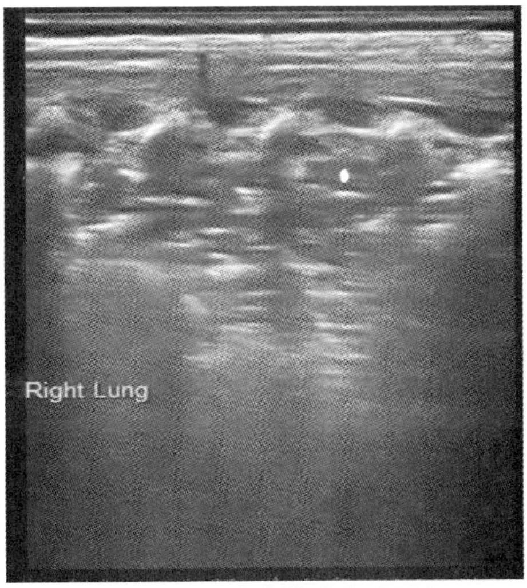

图 7－12　感染性肺炎（12）

胎龄 40^{+4}周，出生体重 3 680 g，胎膜早破 12 h。因呼吸困难伴发热 2 d 并于出生后 3 d 入院，因呼吸困难严重予机械通气治疗。血常规：WBC 31.2×10^9/L，杆状核比例 14%，N 73%，PLT 117×10^9/L，CRP 49 mg/L。结合胸部 X 线改变诊断为肺炎。肺脏超声显示右肺野较大范围边界不规则的实变区伴支气管充气征，胸膜线及 A 线消失。

第八章　新生儿肺不张

第一节　概　述

在宫内，胎儿的肺是不张的；出生后20 min肺容积达到17 mL，3～6 h达到36 mL，而肺完全扩张通常需要数天的时间。肺的扩张首先开始于肺的前缘和肺尖，脊柱旁、中央和后背扩张较晚。如果由于某种原因导致出生后肺不能扩张或引起肺组织萎陷不能充气而失去正常功能，则称为肺不张（pulmonary atelectasis）。可见，肺不张不是一种独立的疾病，而是多种疾病的常见并发症。肺不张是新生儿呼吸困难、病情迁延及呼吸机撤离困难的常见原因之一，及时正确地诊断对合理治疗、改善病情及预后具有重要意义。

一、病因与病理生理

虽然多种因素均可引起新生儿肺不张，但其确切原因并不清楚。新生儿肺不张在早产儿更常见，如在Owens等报道的23例新生儿肺不张中，早产儿占82.6%。

1. 先天性肺不张（congenital atelectasis）　由于支气管先天性发育不良或未发育所导致。

2. 外力压迫　肺实质或支气管受压，有以下几种情况。

（1）胸廓运动障碍：见于神经、肌肉和骨骼异常，如严重中枢神经系统损伤、多发性神经根炎、脊髓性肌肉萎缩、重症肌无力及骨骼畸形等。

（2）膈肌运动障碍：膈神经麻痹或腹腔内压力显著增高。

（3）肺膨胀受限：由于胸腔内负压减低或压力增高，如大量胸腔积液、积气，膈疝，肿瘤，心脏显著增大等。

（4）支气管受外力压迫：各种原因导致支气管受压迫，管腔堵塞，空气不能进入肺组织。例如，扩大的左心房及肺动脉可压迫左主支气管导致左肺不张。

3. 支气管或细支气管内梗阻

（1）异物：异物堵塞支气管或细支气管引起大叶性或节段性肺不张。较大的异物堵塞器官或主支气管可引起双侧或一侧肺不张。

（2）支气管病变：如气管和支气管软化、气道狭窄或扩张等。

（3）黏稠分泌物堵塞支气管：新生儿呼吸道狭小，支气管易被黏稠分泌物堵塞，这是新生儿肺不张最常见的原因。见于肺炎、胎粪吸入综合征、呼吸窘迫综合征、慢性肺疾病、食管闭锁修复术后等疾病，由于支气管黏膜肿胀、平滑肌痉挛，黏稠分泌物堵塞呼吸道而引起肺不张。

4. 非阻塞性肺不张

（1）主要见于各种原因引起的原发或继发性肺泡表面活性物质缺乏的患儿，正常肺泡的表面张力为 6 dyn（达因）$/cm^2$，肺泡表面活性物质缺乏导致的呼吸窘迫综合征患儿的肺表面张力可达 236 dyn/cm^2，由于表面张力增大、肺泡回缩力增加而引起肺泡萎陷，造成多处微型肺不张（microatelectasis）。

（2）呼吸过浅：长期或大量使用镇静剂、麻醉剂的患儿或昏迷、极度衰弱的患儿，当肺内压力不足以抵抗局部肺表面张力时，即可逐渐导致肺泡关闭与肺不张。因此，鼓励或刺激患儿深呼吸有助于防止肺泡关闭或使因呼吸浅表而关闭的肺泡复张。

二、临床表现

1. 一侧或双侧肺不张 主要表现为呼吸困难进行性加重和发绀，常在哭闹或用力后加重；如不存在青紫和呼吸困难，则常见患儿精神萎靡和苍白。可因进食不足及呼吸道水分丢失而有脱水表现。体格检查可见以下体征：①患侧胸廓扁平或缩小，呼吸运动受限，吸气时可见胸骨上窝凹陷。②气管及心尖搏动向患侧移位。③叩诊可呈轻微浊音。④肺部听诊呼吸音减弱或消失；深吸气时可闻及粗湿啰音，这是新生儿肺不张的重要体征。⑤因肺容积缩小而致膈肌抬高。

2. 大叶性肺不张 呼吸困难可不明显，体征近似单侧肺不张，但程度较轻，且随不张的肺叶不同而有所不同。上肺叶不张时，气管向患侧移位而心脏不受影响，叩诊时浊音仅限于胸前区。下肺叶不张时，心脏向患侧移位而气管位置不变，叩诊时浊音位于背部近脊椎处。中叶肺不张时体征不明显，往往难以查出。

3. 肺段性肺不张 临床表现极轻微，不易被发现。可发生于任何肺段，以左上叶最少见。仅在先天性心脏病、扩大的左肺动脉压迫左上叶支气管时才可引起左上叶肺不张。

三、病程

梗阻性肺不张可以短暂或持久。肺炎、气管和细支气管炎、胎粪吸入等所致黏液栓塞或黏膜水肿引起的肺不张，随着炎症吸收好转而恢复。双侧或大面积肺不张也可引起患儿死亡，有报道新生儿肺不张的病死率为 11.7%。

四、并发症

如肺不张长期存在，可继发感染或使原有感染加重，造成支气管损害及炎症分泌物潴留，久之则导致支气管扩张或肺气肿。应注意与大叶性肺炎、胸腔积液及肺栓塞相区别。诊断主要依靠辅助检查。

五、辅助检查

1. 肺功能检查 可见肺容量减少，肺顺应性下降，通气血流比值异常，程度不等的动静脉分流及低氧血症等。

2. 胸部X线检查 主要特点为均匀的致密阴影，占据肺的一侧、一叶或肺段。阴影无结构，肺纹理消失，肺体积缩小。一侧或大面积肺不张时，可见肋间隙变窄、胸腔缩小。下叶肺不张在正面胸片中成三角形阴影，位于脊柱与膈肌之间，在侧位胸片中靠近后胸壁；上叶肺不张在正、侧位胸片均呈楔形，尖端指向肺门。右肺中叶不张在正位胸片中呈三角形，底部位于心影的右缘，尖端指向外侧；侧位胸片呈楔形，底部靠近前胸壁，位于膈肌之上，尖端指向后上。

六、治疗

针对病因治疗，有特殊病因者应祛除病因，如取出异物、应用抗生素等。经常改变患儿体位，并尽量使其呈俯卧位，加强雾化及拍背使分泌物易于排出。气管插管做支气管灌洗及吸引分泌物是治疗新生儿肺不张的有效方法，每天可酌情给予数次。但严重与顽固的支气管堵塞可能需要纤维支气管镜辅助治疗。纤维支气管镜辅助治疗新生儿肺不张有良好效果，但有一定的风险及副作用或引起并发症，需在有条件的单位由经验丰富的医师负责实施。

第二节　肺不张的超声诊断

长期以来，对肺不张的诊断主要依靠胸部X线检查、CT扫描、纤维支气管镜检查等。其中，纤维支气管镜检查是诊断肺不张最可靠的手段，但技术要求较高，短期内难以普遍开展，且有一定的创伤性和潜在危险性；CT扫描射线损伤大，不能在床边开展，对新生儿重症监护病房内的重病患儿不能做到及时诊断；胸部X线检查射线损伤大，根据我们的经验，胸部X线检查只能发现70%的新生儿肺不张；且由于患儿体位、病变部位及透射方向或角度的影响，常常难以发现潜在的隐匿性肺不张。而肺脏超声诊断新生儿肺不张准确可靠，可及时发现病变，明确病变程度及范围，对指导治疗具有重要参考价值。

一、局灶性肺不张

局灶性肺不张是指肺脏超声检查发现肺野内有较大范围的病变且经胸部X线检查能够证实相应部位病变的肺不张。局灶性肺不张在超声下均具有以下表现：①病变部位的大面积实变伴支气管充气征（严重者呈平行排列的线状高回声）或支气管充液征（呈树枝状分布的线状低回声）。②实变区的边缘较为规则清晰。③胸膜线异常及A线消失。④病灶周围呈肺泡－间质综合征表现。⑤实时超声下可见明显肺搏动、肺滑消失。⑥多普勒超声或能量超声于实变区可见肺血流。

二、隐匿性肺不张

隐匿性肺不张是指传统胸部X线检查难以发现的潜在的局限性肺不张，常见于呼吸机撤离困难的患儿。在超声下主要表现为：①局限性肺实变伴点状支气管充气征，由于范围局限，实变区的边缘可不规则。②病变部位胸膜线与 A 线消失，但非病变区肺超声征象仍可正常。③实时超声下肺搏动不明显，肺滑仍可存在。

肺不张最主要的超声征象是肺实变伴支气管充气征，实时超声下可见肺搏动及肺滑消失对肺不张的诊断有进一步确诊的价值。大面积局灶性肺不张时肺实变显著，实变范围大，支气管充气征也愈加明显，甚至呈平行排列；隐匿性、局限性肺不张则肺实变范围较小、支气管充气征也可不明显，可局限于 1～2 个肋间，由于病变范围局限、实时超声下肺搏动可不明显、肺滑也可不完全消失。由于这些肺不张在传统胸部 X 线检查时往往难以发现，故称之为隐匿性肺不张，但肺脏超声检查则很容易发现这些隐匿性病变。传统 X 线检查难以发现这些“隐匿性”肺不张的可能原因是：①病变范围的影响：病灶范围太小。②病变部位及 X 线透照角度的影响：如位于患儿肺野深部、后背部的病灶，常规前后位照射时本来“隐匿”的病灶显示不清。③X 线透照剂量不足。④患儿自主呼吸或辅助通气的影响：由于新生儿不能像儿童或成人那样很好地与技术人员配合，故经常在患儿的呼气相成像。

胸膜线与 A 线消失也是肺不张的常见超声征象，其消失的范围与肺不张的程度有关。大面积肺不张时整个肺野内胸膜线与 A 线均消失，而局灶性肺不张则仅病变部位内胸膜线与 A 线均消失，其他部位则回声仍可正常。

同 RDS 一样，肺不张的主要超声影像学改变也是肺实变与支气管充气征，因此，需对二者予以正确鉴别。根据我们的经验，以下几点有助于鉴别：①肺不张的肺实变征象见于原发肺疾病的恢复期，而 RDS 在急性期即常见上述征象。②支气管充气征在肺不张时常呈线状平行排列，而 RDS 常呈点状排列且无一定规律，此与肺实变的程度及范围有关。③RDS 时可见胸腔积液、“白肺”等改变，而肺不张时无这些征象。

新生儿感染性肺炎的主要超声表现也是大面积肺实变伴支气管充气征，但肺炎时实变区的边界不规则，同一肺脏的不同肺野可存在大小和范围不同的实变区，支气管充气征呈动态性（详见第七章），可与肺不张区别开来。

现举例说明肺不张的超声影像学特点，如图 8－1～图 8－15 所示。

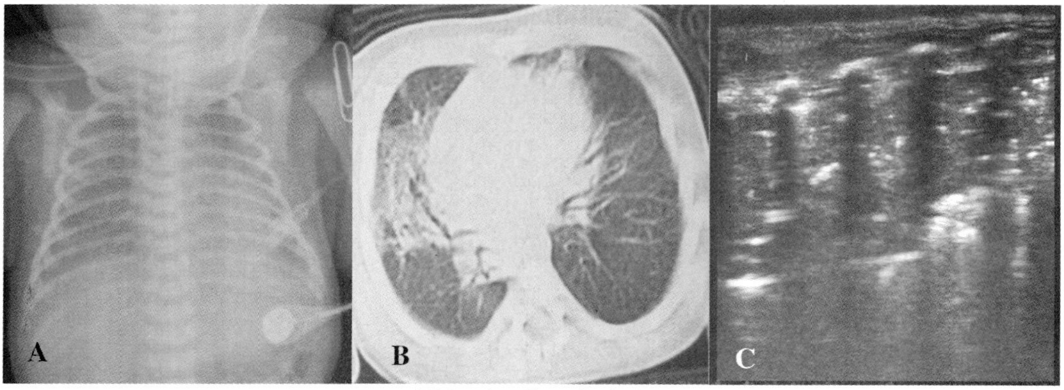

图8－1　肺不张（1）

G_1P_1，胎龄 37^{+3}周，剖宫产分娩，出生体重 3 100 g。因呼吸困难 28 h 于出生后 28 h 入院，胸部 X 线检查呈 RDSⅢ～Ⅳ级改变（A），给予呼吸机及外源性肺泡表面活性物质治疗，但治疗不顺利，反复发生肺部感染，终致右侧肺不张形成，经胸部 CT 检查证实（B）。肺部超声检查显示大面积肺实变伴支气管充气征（C），胸膜线与 A 线消失；实时超声下见显著肺搏动及肺滑消失。

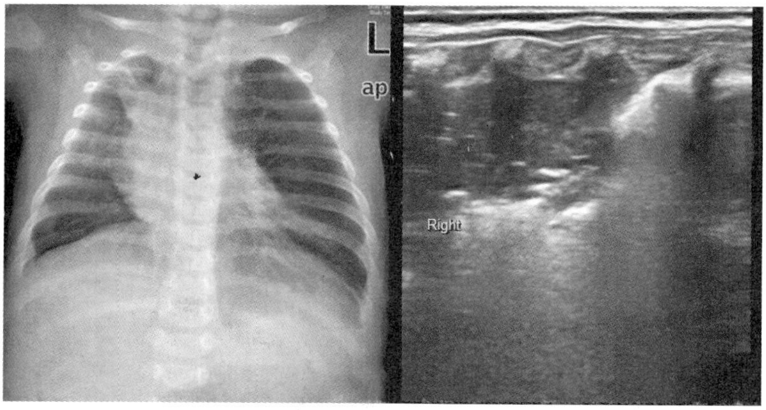

图8－2　肺不张（2）

G_3P_1，胎龄 39 周，出生体重 3 500 g。胎膜早破 32 h，自然分娩，出生时无窒息。因呼吸困难于出生后 24 h 入院，结合病史、临床表现、实验室检查及胸部 X 线检查诊断为（宫内）感染性肺炎。因痰液及分泌物黏稠致病情迁延及右上肺不张。肺脏超声检查显示右肺两个肋间的肺实变，实变区内可见明显的、平行排列的支气管充气征，胸膜线及 A 线消失；实时超声下见显著肺搏动及肺滑消失。

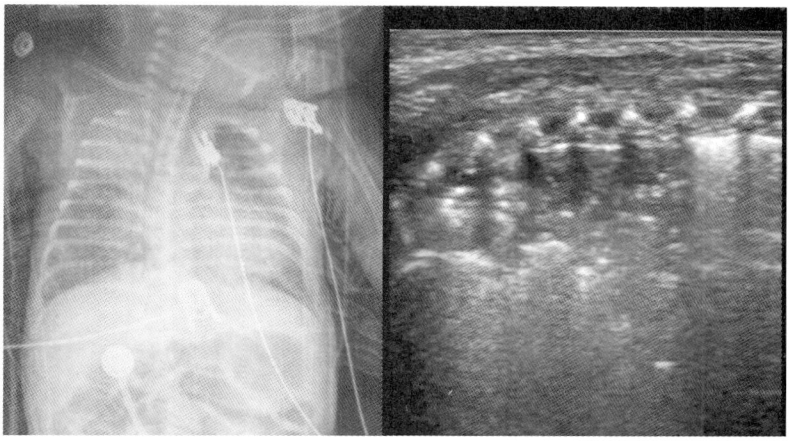

图 8－3 肺不张（3）

胎龄 28^{+1}周，自然分娩，出生体重 1 020 g，因宫内感染性肺炎入院，多次痰培养肺炎克雷伯菌感染，因严重呼吸困难给予呼吸机治疗。至出生后 2 个月仍不能撤离呼吸机。肺脏超声显示右上肺野大面积实变伴支气管充气征，实时超声下可见肺搏动及肺滑消失、A 线及实变胸膜线消失；胸部 X 线检查证实为肺不张。

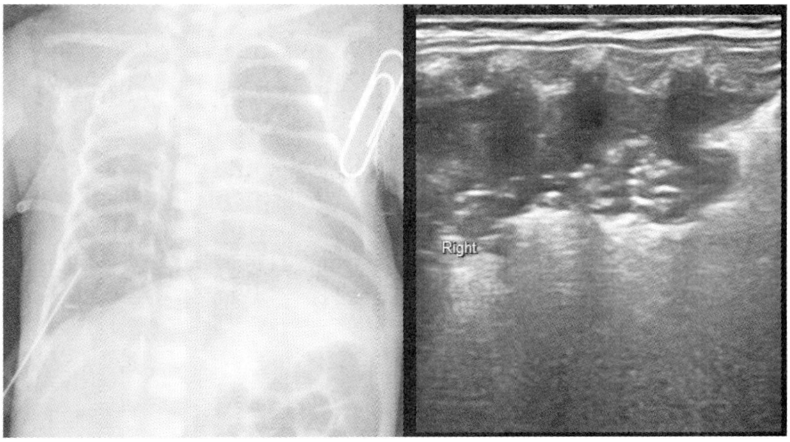

图 8－4 肺不张（4）

胎龄 29^{+1}周，出生体重 890 g，因 RDS 给予机械通气治疗。床旁超声显示左下肺野大面积肺实变伴平行排列的支气管充气征（实变区域内的强回声反射）和支气管充液征（实变区域内的树枝状低回声反射），胸部 X 线检查证实为局灶性肺不张。

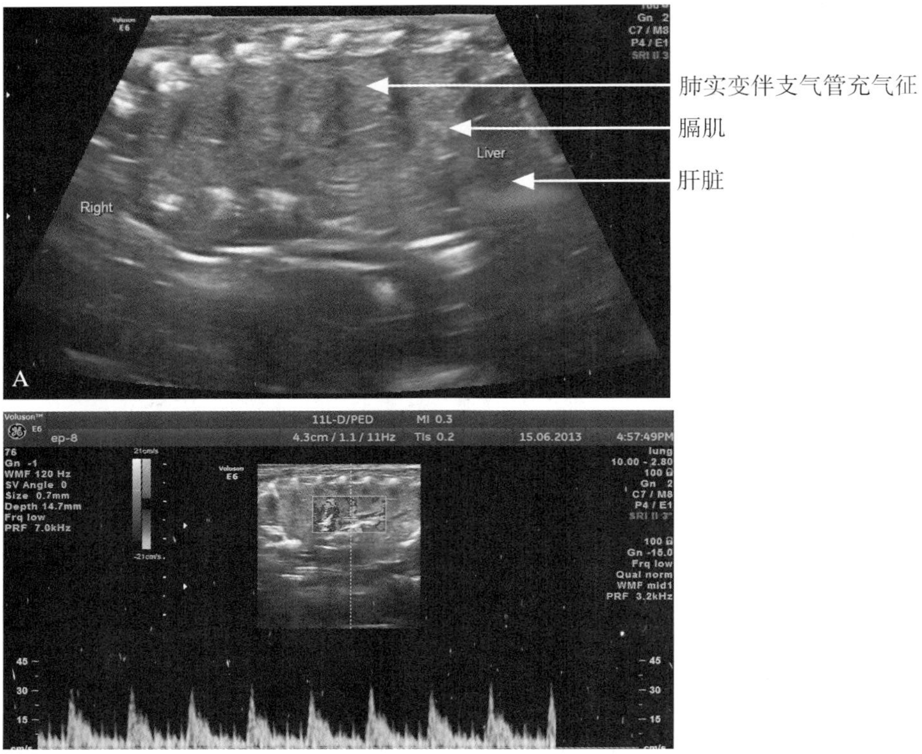

图 8－5　肺不张（5）

胎龄 25^{+3}周，因胎膜早破 11 d 诱发早产，自然分娩，出生体重 730 g。试管婴儿，Apgar 评分 7－7－7 分/1－5－10min。因早产及呼吸困难入院。血常规：WBC 55 × 10^9/L，中幼粒细胞比例 4%，晚幼粒细胞比例 8%，杆状核粒细胞比例 9%，中性粒细胞比例 59%，PLT 146 × 10^9/L，CRP 90 mg/L。入院诊断为新生儿（宫内）感染性肺炎。生后第 4 天肺脏超声显示右下肺叶实变伴少许支气管充气征，肺实质回声与邻近肝脏回声接近（A）。彩色多普勒超声可见实变区肺组织内肺动脉血供及血流频谱（B，本彩图见书末彩插）。实时超声下可见肺搏动（http：//www.hnstp.cn/download/book/dttp/8－5.avi）。

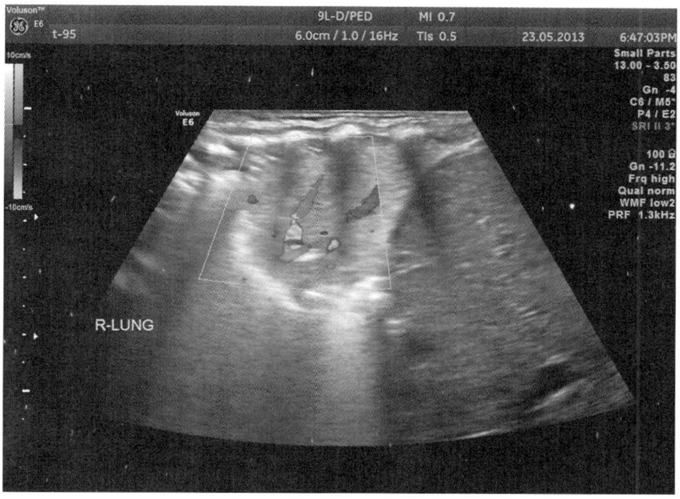

图 8－6　肺不张及血供

胎龄 32 周，剖宫产分娩，出生体重 2 050 g，因肺炎入院，出生后 1 周肺脏超声显示右下肺较大范围实变区，可见支气管充气征，胸膜线及 A 线消失，提示存在肺不张，本彩图见书末彩插。彩色多普勒超声显示实变区内有丰富血供（http：//www. hnstp. cn/download/book/dttp/8 －6. avi）。

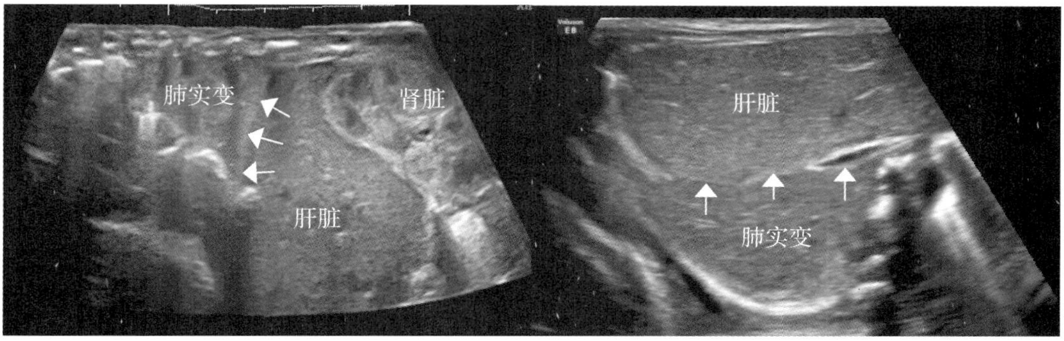

图 8－7　肺不张（6）

胎龄 28^{+6}周，出生体重 1 450 g，以 RDS 入院，呼吸机治疗 18 d 后撤机。但撤机后呼吸困难仍明显。背部纵向扫描（左图）和经肝脏扫描（右图）均可显示右下肺野大面积实变，与邻近肝组织回声极为接近伴支气管充气征，A 线及胸膜线消失。实时超声下见明显肺搏动、肺滑消失（图中箭头所示为膈肌）。

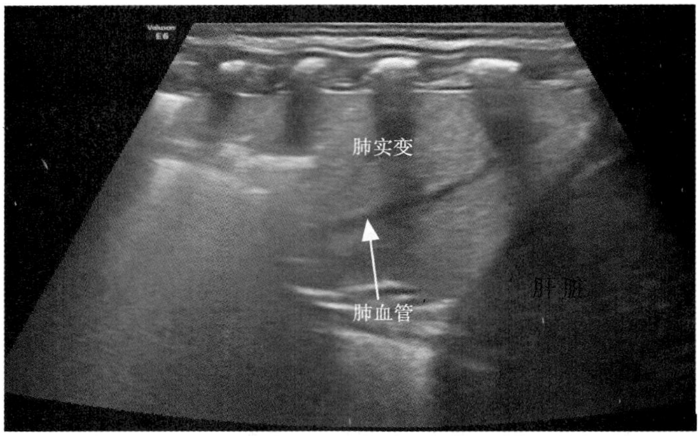

图 8－8　右下肺不张

胎龄 37^{+5}周，剖宫产分娩，出生体重 3 245 g，无窒息，出生后呼吸困难，双肺闻及密集湿啰音。动脉血气分析：pH＝7.26，$PaCO_2$ 48 mmHg，PaO_2 67 mmHg，BE －5 mmol/L。血常规：WBC 50×10^9/L，杆状核比例 3%，N 76%，PLT 22×10^9/L，CRP 76 mg/L。胸部 X 线表现符合肺炎改变。生后 9 d 肺脏超声显示右下肺野实变，胸膜线消失，提示存在肺不张。图中箭头所示线状低回声为肺血管，注意与支气管充液征的区别（与图 8－14 比较）。

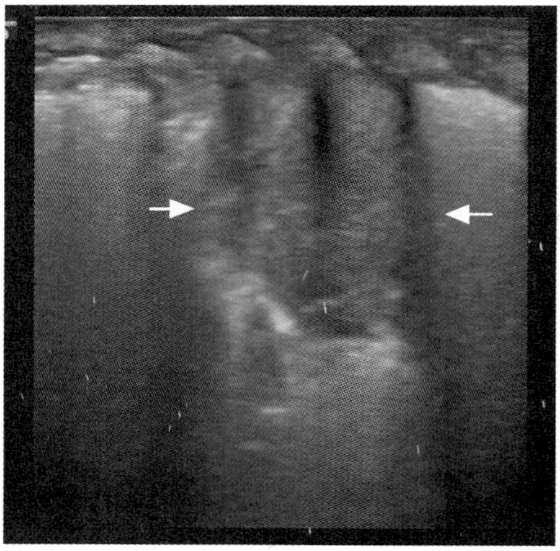

图 8－9　肺不张（7）

胎龄 32 周，自然分娩，出生体重 2 200 g。因呼吸困难入院，胸部 X 线片 RDSⅣ级改变，肺脏超声显示累及两个肋间的肺实变（箭头所示范围）。

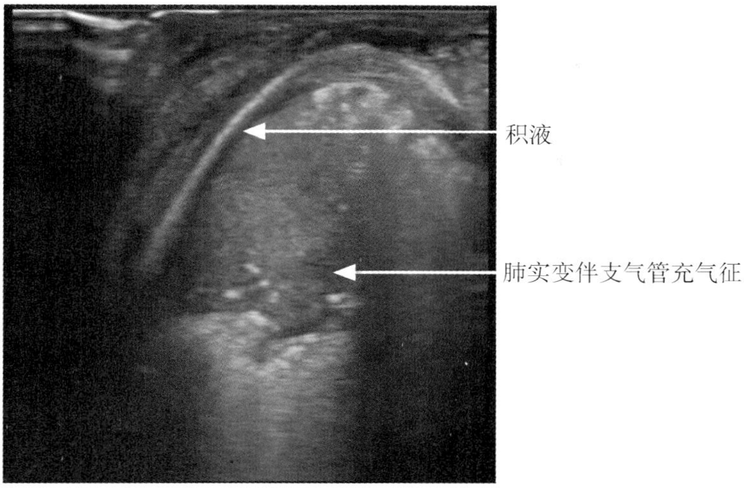

图 8-10 肺不张（8）

胎龄 34^{+1}周，因肺炎入院，呼吸困难，给予呼吸机治疗。探头与肋骨平行扫描，显示大面积肺实变伴支气管充气征。

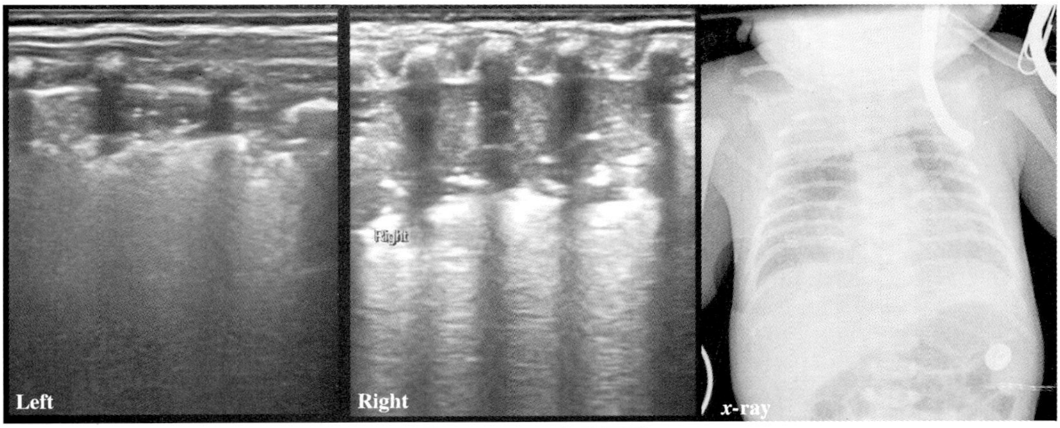

图 8-11 双上肺不张

胎龄 36^{+6}周，自然分娩，出生体重 2 850 g，出生时无窒息，胎膜早破 41 h。出生后不久出现呼吸困难，入院时双肺均可闻及密集湿啰音，并逐渐出现发热，诊断为感染性肺炎。经治疗体温逐渐下降，但呼吸困难仍较明显。出生后 12 d 肺脏超声显示双上肺野大面积实变伴支气管充气征，右侧尤为严重，胸膜线模糊或消失，A 线消失，经胸部 X 线检查证实为双上肺不张。

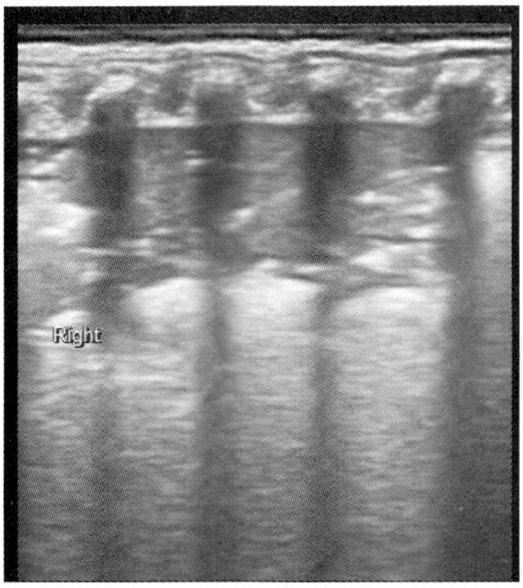

图 8－12　肺不张（9）

胎龄 37^{+3}周，剖宫产分娩，出生体重 3 500 g。因宫内感染性肺炎入院，给予呼吸机治疗。但恢复不顺利，出生后 9 d 肺部超声显示右肺超过 3 个肋间的肺实变伴支气管充气征，胸膜线模糊，实时超声下可见肺搏动，提示为大面积肺不张。

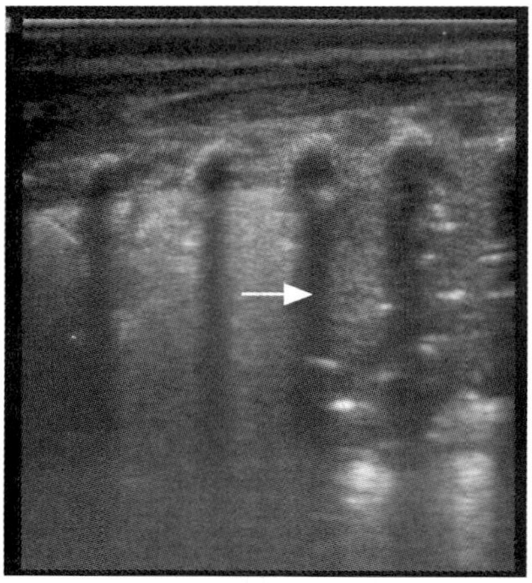

图 8－13　肺不张（10）

胎龄 37 周，出生体重 2 800 g。因胎粪吸入综合征入院，病情好转 2 d 后再次出现呼吸困难。肺脏超声显示一侧肺脏下野两个肋间的肺实变伴支气管充气征（箭头），提示为肺不张。

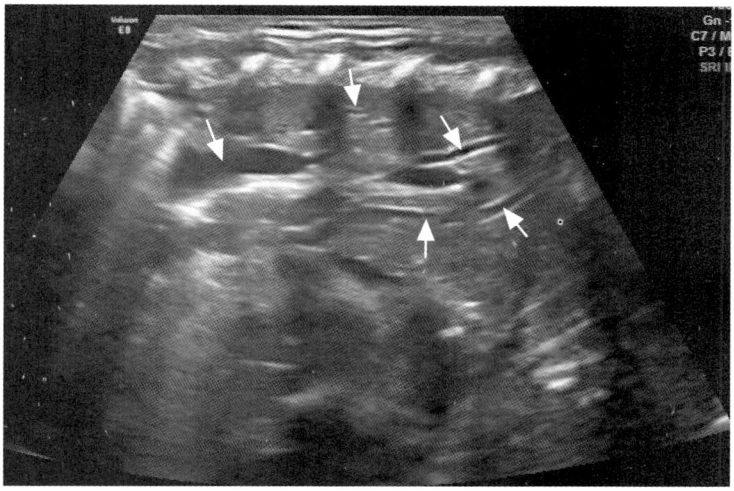

图 8－14　支气管充液征

超声下可见大面积肺不张，实变区内的管状无回声提示为支气管内充满液体（箭头），支气管管壁呈高回声，称为支气管充液征（注意与图 8－8 比较）。肺实变伴支气管充液征比较少见，但却是严重肺实变的特征性改变之一。

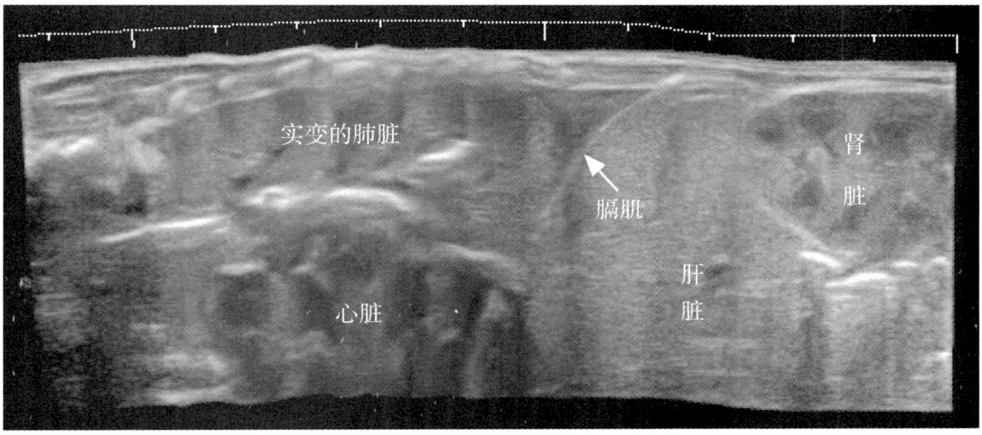

图 8－15　肺实变伴动态支气管充气征

患儿胎龄 30^{+4}周，剖宫产分娩，出生体重 1480 g。因 RDS 予呼吸机治疗 14 天（期间发生呼吸机相关性肺炎）后撤机改为 CPAP 辅助呼吸。但撤机 1 天后患儿再次出现明显吸气性呼吸困难，三凹征（+），叩诊右肺呈实音，听诊右肺呼吸音消失。肺脏超声显示整个右肺严重实变伴支气管充气征和支气管充液征，实时超声下可见支气管内气体随呼吸的运动而运动，称为动态支气管充气征（http://www.hnstp.cn/download/book/dttp/8－15.avi）。CPAP 是新生儿、尤其早产儿呼吸困难时的常用治疗措施之一，但我们也发现严重肺不张在接受 CPAP 治疗的患儿较为常见，可能与这些患儿呼吸功能弱、咳嗽反射弱、以及 CPAP 不利于呼吸道分泌物引流排出等有关。因此，撤机患儿是否需要经过 CPAP 过渡时一个值得重视和研究的课题。

第九章　新生儿气胸

第一节　概　述

胸膜腔由胸膜壁层和脏层构成，是不含气的密闭的潜在性腔隙。任何原因使胸膜破裂，空气进入胸膜形成胸腔内积气，即称为气胸（pneumothorax）。

一、病因与病理生理

新生儿气胸的高危因素包括：①肺部疾病：肺气漏是新生儿肺部疾病的常见并发症，肺透明膜病、胎粪吸入综合治征、肺部感染、肺发育不良、膈疝等。在肺透明膜病患儿发病率为27%，在胎粪吸入综合征患儿为41%，在湿肺患儿为10%。②医源性：窒息复苏不当、医源性肺脏破裂、胸外按压时致肋骨骨折。③呼吸机应用不当：呼气压力过高、吸气末期压力过高、呼吸不协调及气管内插管移位及抽吸管引起肺破裂。④自发性气胸：原因不明。

气胸的形成多由于肺组织支气管破裂，空气逸入胸膜腔；或因胸壁损伤穿破胸膜，使胸膜腔与外界相通，外界空气进入胸膜腔所致。气胸是新生儿肺气漏（包括气胸、纵隔积气、肺气肿、心包积气和气腹等）的最常见形式。任何原因引起肺泡充气不均都可造成肺泡破裂，使气体进入肺间质形成间质气肿。间质气肿可直接破入胸腔形成气胸，亦可沿血管、淋巴管或支气管周围达纵隔形成纵隔气肿。纵隔的气体亦可进入胸腔形成气胸，如沿大血管进入心包则形成心包积气，进入皮下组织则形成皮下气肿，进入腹腔形成气腹，偶可见到空气破入毛细血管或淋巴管形成空气栓塞。由于胸膜腔内负压被抵消，使肺部萎陷。气胸形成后胸膜腔内压力升高，甚至负压变为正压，使肺脏压缩，静脉回心血流受阻，从而产生不同程度的肺心功能障碍，通常分为闭合性气胸、开放性气胸和张力性气胸三类。

1. 闭合性气胸（单纯性气胸）　闭合性气胸多为肋骨骨折的并发症。气胸形成后，胸膜腔内积气压迫脏层胸膜破裂口使之封闭，不再有空气继续漏入胸膜腔。

2. 开放性气胸（交通性气胸）　由于胸壁外伤使胸膜腔与外界空气可随呼吸自由进出胸膜腔，患侧胸膜腔内压力在0左右，抽气后观察胸膜腔内压力并不降低。

开放性气胸的病理生理为：①伤侧胸膜腔内负压消失，肺脏被压缩萎陷，两侧胸膜腔压力不等而使纵隔移位，健侧肺扩张因而受限。②吸气时健侧胸膜腔负压升高，与伤侧压力差增大，使纵隔向健侧进一步移位；呼气时两侧胸膜腔压力差减小，纵隔又移回伤侧。这种反常运动称为纵隔扑动。纵隔扑动可影响静脉血回流，导致循环功能严重障碍。③吸气时健侧肺扩张同时吸入外界的空气和伤侧肺排出的含氧量低的气体；呼气时健侧肺呼出的气体除经以上呼吸道排出体外，也有部分气体进入伤侧肺，由于含氧量低的气体在两侧肺内重复交换，从而加重缺氧和呼吸困难。

3. 张力性气胸（高压性气胸） 常见原因肺气泡破裂伤或支气管破裂。胸膜破裂口形成活瓣性阻塞，吸气时活瓣开启，空气从裂口处进入胸膜腔内，呼气时活瓣关闭，胸膜腔内积气无法返回呼吸道排出。结果胸膜腔内气体愈积愈多，压力不断升高，形成胸膜腔内高压，使伤侧肺受压萎陷逐渐加重，纵隔向健侧移位，并挤压健侧肺脏，导致严重的呼吸和循环功能障碍。有时胸膜腔内的高压空气被挤入纵隔，扩散至皮下组织，形成颈部、面部、胸部等处的皮下气肿。需尽快排气以缓解症状，若抽气至负压后，不久又恢复正压，应安装持续胸膜腔排气装置。

二、临床表现

小量气胸，肺萎陷在30%以下者，对呼吸和循环功能影响较小，多无明显临床症状。大量气胸，主要表现是病情突然恶化，患儿呼吸困难和青紫突然加重，精神萎靡、反应低下，双侧胸部不对称，患侧胸廓膨隆饱满，呼吸运动减弱，伤侧胸部叩诊呈鼓音，听诊呼吸音减弱或消失，气管向健侧移位，心率减慢，心音低钝遥远甚至心脏骤停，血压下降甚至休克。胸部X线检查见伤侧肺组织明显萎陷，胸膜腔积气，气胸线外无肺纹理，可见气管和心脏等纵隔器官向健侧移位、膈肌下降及健侧肺受压等表现，有时可见少量胸腔积液。纵隔旁出现透光带提示有纵隔气肿。X线检查可鉴别先天性肺囊肿、膈疝及其他肺实质病变。血气分析显示 PaO_2 降低和 $PaCO_2$ 增高。

三、辅助检查

胸部X线片是诊断气胸最常用的诊断手段，但其敏感性和准确度不高，有报道近55%的胸部外伤患者气胸不能被胸片所诊断。CT检查是气胸诊断的金标准，但也存在一定的缺陷，如严重的放射线损伤、需要搬运危重患者及相对较高的费用等。

四、治疗

气胸的治疗原则是根据气胸的类型不同进行适当排气，以解除胸腔积气造成的呼吸和循环障碍，使肺脏尽早复张恢复功能，同时积极治疗并发症和原发病。首先根据症状、体征、X线检查等判断气胸类型，然后决定是否需要立即排气治疗及选用何种排气方法。

1. 闭合性气胸 小量气胸，肺萎陷小于30%者，对呼吸循环影响不大，气体可在1～2周内自行吸收，不需抽气，严密动态观察即可。气体量较多者，可每日或隔日抽气1次，至肺大部分复张即可，余下积气可自行吸收。

2. 张力性气胸

（1）简易抽气法：使用静脉输液用头皮针穿刺抽气，连接20 mL或50 mL注射器，在锁骨中线第2肋间或腋前线第4～5肋间，沿肋骨上缘垂直进针，进入胸腔后可见气体排出，用止血钳紧贴皮肤固定针头，抽至无气体排出为止。拔针后摄胸部X线片了解肺复张情况。拔针后后部重新消毒，覆以无菌纱布，粘上胶布条。

（2）胸腔闭式引流：操作步骤如下。

1）患儿仰卧。

2）以锁骨中线第2肋间或腋前线第4～5肋间为穿刺点。

3）戴消毒口罩、手套，常规消毒皮肤。

4）局部麻醉后于穿刺点的肋骨上缘做一小切口。切开皮肤和皮下组织，钝性分离肌肉，以文氏钳夹持带针芯的透明导管（或8Fr、10Fr乳胶导管）在距顶端1.5～2.0 cm处经切口缓慢插导管（与平面成45°角），进入胸膜腔后拔出针芯（拔出一半时夹紧导管再全部拔出，以防空气进入），然后再向胸腔推进2～3 cm。

5）切口处荷包缝合，固定导管，消毒，覆以无菌纱布，用胶布固定。摄胸部X线片检查导管位置。

6）连接导管与气胸引流装置。

7）待症状消失，胸腔导管内无气体吸出，X线胸片示气胸消失24～48 h，停止负压吸引并夹住导管。若0～12 h后无气漏征象，可以拔管。

8）拔管后缝合切口，重新消毒局部，覆以无菌纱布固定。

9）若这种水封瓶引流仍不能使胸膜破口愈合，透视见肺脏持久不能复张，可在原引流管端加用负压吸引半式引流装置。由于吸引器可能形成负压过大对肺脏造成损伤，可用调压瓶使负压不超过－0.8 kPa（－8 cmH_2O）使用全封闭式负压引流宜连续开动吸引，如12 h以上肺仍不能复张，应查明原因。

10）每日更换消毒水封瓶及管道。

3. 开放性气胸 急救处理方法是先用无菌敷料如凡士林纱布、棉垫封住伤口，再用胶布或绷带包扎固定，使开放性气胸转变为闭合性气胸，然后穿刺胸膜腔，抽气减压，暂时缓解呼吸困难，再做进一步处理。

此外，在应用人工呼吸机治疗过程中发生气胸、纵隔气肿时，参数调节的原则是：用较高的频率、较短的吸气时间、较低的吸气降压和PEEP，维持血气正常（水封瓶连接低负压吸引装置）。

新生儿纵隔气肿多为前纵隔积气。前纵隔为胸骨与心包间的一个潜在间隙，无重要血管、神经，积气后间隙增宽，充满气体，穿刺安全有效，采用胸骨侧缘多部位穿刺减压可取得较好效果。

第二节　气胸的超声诊断

一、气胸的超声表现

近年来，肺脏超声已成功用于气胸的诊断，超声检查可以更加方便、快捷、可靠地诊断气胸。肺脏超声对诊断气胸或排除气胸优于传统X线检查。气胸的主要超声影像学特点包括明确存在的肺点（肺点对诊断气胸的敏感性是 66%、特异性是 100%）（图 9－1），肺点是诊断气胸的高度特异性征象，M 型超声能更清晰地辨认肺点；肺滑消失（肺滑存在对气胸的阴性预测值为 99.2%～100%）、胸膜线消失、无彗星尾征及 B 线，如存在，可排除气胸（存在彗星尾征或 B 线对气胸的阴性预测值也是 99.2%～100%）及由气体引起多重反射而形成的增强影像等。在气胸患者 A 线是存在的，如果肺滑消失但 A 线存在，则对隐性气胸诊断的敏感性和特异性分别达 95% 和 94%。因此，检查时首先观察是否存在肺滑，肺滑存在则排除气胸；若未发现肺滑，则观察是否存在彗星尾征，彗尾征存在也可排除气胸。若肺滑和彗星尾征均未发现，则需考虑气胸存在的可能。可进一步观察是否存在肺点，若发现肺点，则气胸诊断明确；若三个征象均不能观察到，则气胸诊断不能明确。超声检查的敏感性优于胸部 X 线片检查，尤其是隐匿性气胸的诊断优于胸部 X 线片检查。据 Lichtenstein 等对 200 例重症监护室患者的回顾性研究报道，由监护室医生进行超声扫查，以 CT 作为标准，当仅以肺滑消失作为诊断气胸依据，其敏感性为 100%、特异性为 78%；以肺滑消失和只发现 A 线作为诊断标准时，其敏感性为 95%、特异性为 94%；以肺滑消失、只发现 A 线并且发现肺点作为诊断标准时，其敏感性为 79%、特异性为 100 %。

可见，肺脏超声诊断气胸主要依据以下四种征象：①存在肺点；②肺滑消失；③B 线消失；④肺搏动消失。气胸诊断程序见图 9－2。

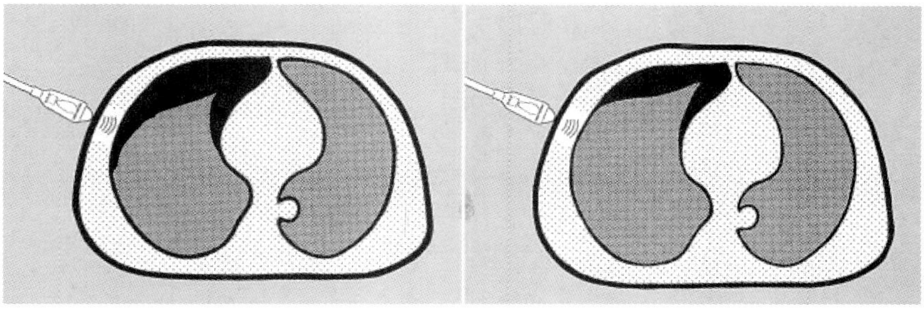

呼气时，肺脏体积变小，胸腔内气体向周边扩展，探头扫描到的图像是胸腔内的气体。

吸气时，肺脏体积变大，探头扫描到的图像为充气的肺脏。

图 9－1　肺点

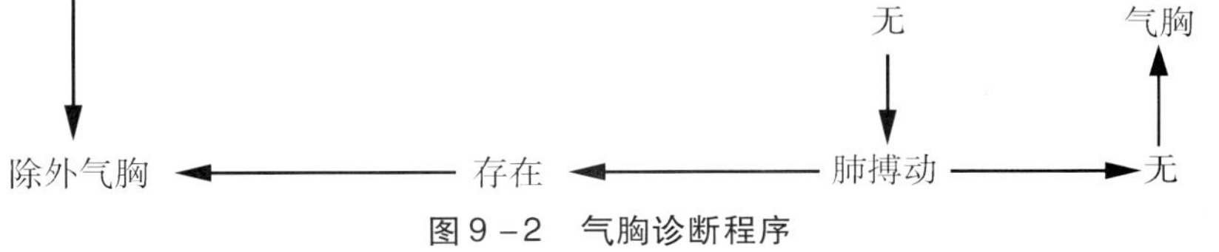

图 9－2　气胸诊断程序

二、超声诊断气胸的注意事项

用超声检查气胸时，患儿可取坐位及仰卧位。取仰卧位时，要注意检查前胸壁及侧胸壁，多于锁骨中线、腋前线、腋中线逐个肋间隙扫查，探头可垂直或平行于肋骨。当超声探头垂直于肋骨方向扫查时，可借助肋骨的声影判断胸膜线等征象，每个肋间隙应扫查 4 ~5 个呼吸周期。当患儿取坐位时，应注意肺尖部的扫查，当发现可疑区域时，应重点扫查。检查时应结合患者病史、体征等综合考虑。

三、超声诊断气胸的局限性

超声诊断气胸也存在一定的局限性。超声检查结果受检查者的水平影响较大，检查者对于超声影像的判断直接影响结果的准确性。例如，在某些正常情况时，也可见发自胸膜线的垂直高回声条，与 B 线不同的是，这些回声条经过一段距离即衰减消失(不能达到屏幕边缘)，不能掩盖 A 线，不随呼吸而运动，需要与彗星尾征相鉴别。外周肺气肿时，可见由浅表组织垂直发出的高回声条，直达屏幕边缘，此时胸膜线及肋骨阴影都不可见，需与 B 线相鉴别。A 线可见于正常肺、某些疾病及气胸，应用超声检查时，需合理地选择影像标准，更加准确可靠的超声征象还需要进一步研究。胸壁皮肤损伤及局部伤口包扎的敷料会限制超声检查的应用，皮下气肿可能会影响检查结果。

现举例说明气胸的超声影像学特点，如图 9 –3 ~ 图 9 –6 所示。

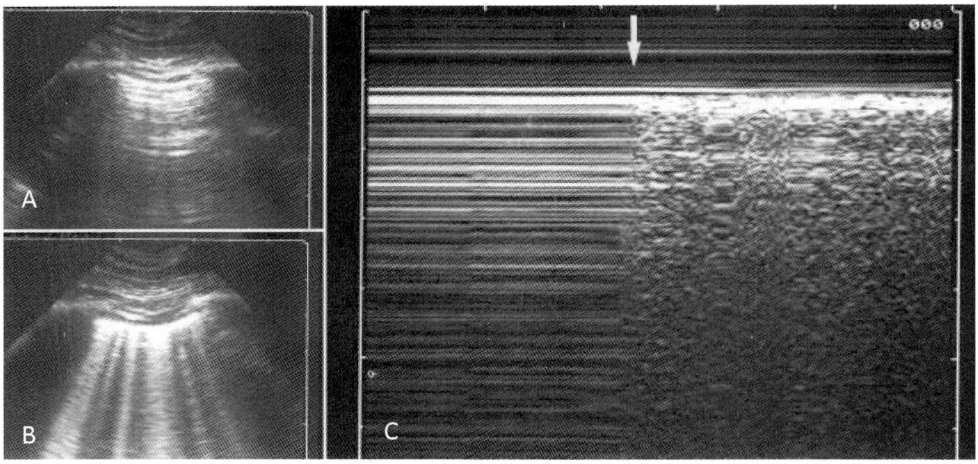

图 9 –3　气胸

A. 呼气相：胸膜线消失，A 线清晰可见，未见 B 线或彗星尾征，实时超声下肺滑消失。

B. 吸气相：吸气时肺滑出现伴彗星尾征（结合 A 与 B，可见肺滑在吸气时出现、呼气时消失）。

C. M 型超声：显示无气体处呈沙滩征而气体部位的肺野呈现水平混响伪像，两种征象的分界点即为肺点（箭头）。

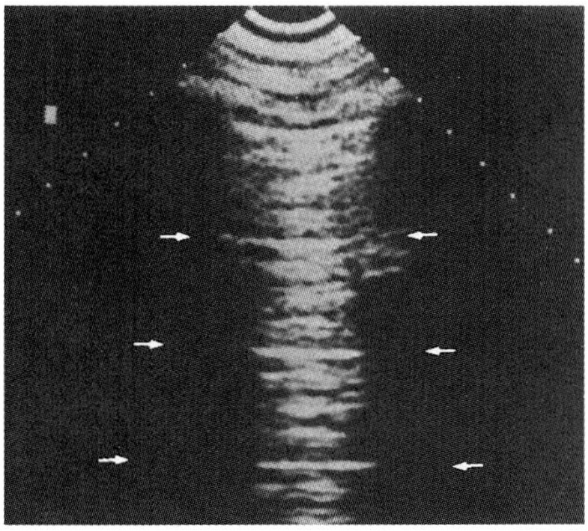

图 9-4　气胸
显示 A 线存在（箭头），未见彗星尾征，实时超声下肺滑消失。

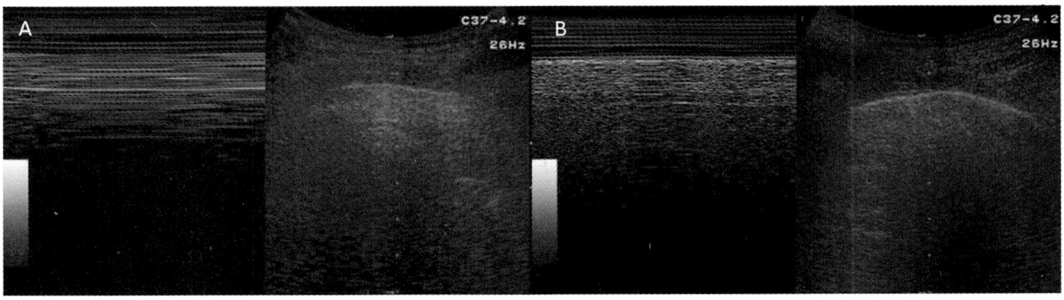

图 9-5　气胸

A. 胸膜线模糊消失，B 型超声（右）显示水平混响伪像，在 M 型超声表现为静态的水平混响反射（左）。

B. 气胸吸收后，B 型超声（右）显示清晰的胸膜线，在 M 型超声则呈与 A 显著不同的毛玻璃样伪像。

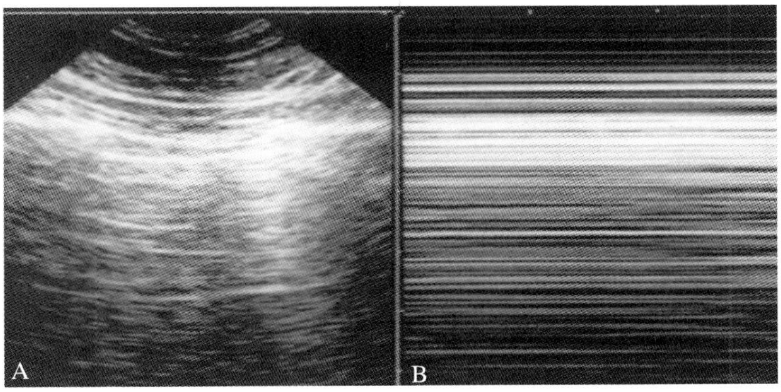

图 9-6　气胸

A. 实时超声下肺滑消失，无彗星尾征，胸膜线完全消失。

B. M 型超声呈水平混响反射，肺滑完全消失，无肺搏动。

第十章　肺脏超声的其他用途

第一节　肺脏超声监测下指导呼吸机撤离

各种原因所致的呼吸衰竭是我国新生儿住院的第一位原因，机械通气治疗是呼吸衰竭抢救和治疗成功必不可少的措施。机械通气治疗可以改善肺通气、换气功能，纠正低氧血症和高碳酸血症，改善患儿缺氧状态，从而为呼吸衰竭原发病的治疗争取宝贵的时间。目前，在临床上经常使用的通气模式有常频机械通气（conventional mechanical ventilation，CMV）和高频通气（high - frequency ventilation，HFV）两种。

一、新生儿机械通气指征

各种原因引起的呼吸困难均是新生儿机械通气的适应证。新生儿使用机械通气的相对指征包括：①频繁呼吸暂停，药物干预无效；②动脉血气分析急剧恶化，估计机械通气难以避免；③严重呼吸困难，为减轻呼吸功可早期应用；④需要使用外源性肺泡表面活性物质。绝对指征有：①长时间呼吸暂停；②$FiO_2>60\%$时，$PaO_2<50$ mmHg（发绀型心脏病除外）；③$PaCO_2>60$ mmHg，pH＜7.20；④全身麻醉。

高频通气的适应证包括：①非均质性肺疾病，如胎粪吸入综合征、气胸、间质性肺气肿、先天性膈疝、肺出血、感染性肺炎、先天性膈疝及其所致的肺发育不良；②严重均质性肺病疾病，如 RDS、肺水肿；③其他疾病，如持续性肺动脉高压、严重硬肿症、坏死性小肠结肠炎、严重腹胀、胸廓畸形。传统上或习惯上，多数医师在常频机械通气疗效不理想或无效时改为高频通气，其指征是当 PIP≥25 cmH_2O、MAP ≥12 cm H_2O 及 $FiO_2\geq60\%$时仍不能维持正常通气。Wunsch 等对 2002 年第四版 Cochrane 图书馆，MEDLINE（1966—2002.10）、EMBASE（1980—2002.11）、World Wide Web 和 Web of Science（1988—2002）等著名数据库在上述不同时间检索到的相关文献进行了循证医学分析，结果显示没有证据表明高频通气能够降低急性肺损伤和急性呼吸窘迫综合征患者的病死率及远期患病率。因此，不应把高频通气作为常频通气无效时的替代选择，而应根据病情及个人经验选择合适的通气模式。

二、超声监测下指导机械通气的撤离

呼吸机撤离的条件，主要有以下几项。

（1）导致呼吸衰竭的病因已解除或正在解除之中，如早产儿 RDS 时 PS 的分泌增加、肺部感染的控制、休克状态的纠正、中枢性呼吸衰竭患儿中枢情况的改善、膈疝修补术后。

（2）患儿全身状况改善，一般情况好转，精神反应尚可，内环境正常，贫血得到纠正，营养状况较好。

（3）气道通畅，咳嗽反射完备，呼吸肌力量恢复较好；自主呼吸较强，呼吸中枢功能正常。

（4）循环状态稳定，已不用静脉升压药或强心药物，无严重心律失常。

（5）12 h 内未使用肌松药物。

（6）无明显腹胀（腹胀可导致膈肌上抬，影响胸廓的扩张，导致呼吸做功增加、撤机失败）。呼吸机的撤离虽然没有统一的标准，但一般认为当 $FiO_2 < 40\%$、$RR < 15$ 次/min、$PIP < 15\ cmH_2O$、$PEEP < 4\ cmH_2O$ 时，如动脉血气分析正常，则可考虑撤机。

但经验告诉我们，即使患儿完全符合上述条件和标准，甚至在 $FiO_2 = 21\%$、患儿自主呼吸良好、动脉血气分析正常且复查胸部 X 线检查亦无异常发现的情况下撤机，仍有少数患儿需要再次甚至多次重复上机。借助肺脏超声检查可发现这些患儿存在隐匿性、局限性肺不张，给予这些患儿气管内冲洗治疗，待其肺不张恢复后，则可顺利撤机。我们对 20 例撤机困难的患儿行肺脏超声检查，17 例发现异常，其中局限性、隐匿性肺不张 8 例，肺水肿 5 例，肺不张伴肺水肿 4 例。可见，隐匿性、局限性肺不张或（和）肺水肿是新生儿撤机困难的重要原因，而肺脏超声检查很容易发现这一潜在病变，故原有的所谓“撤机指征”并不可靠，在超声监测指导下撤机才更为安全。

现举例说明引超声监测下撤机困难的原因，如图 10－1～图 10－6 所示。

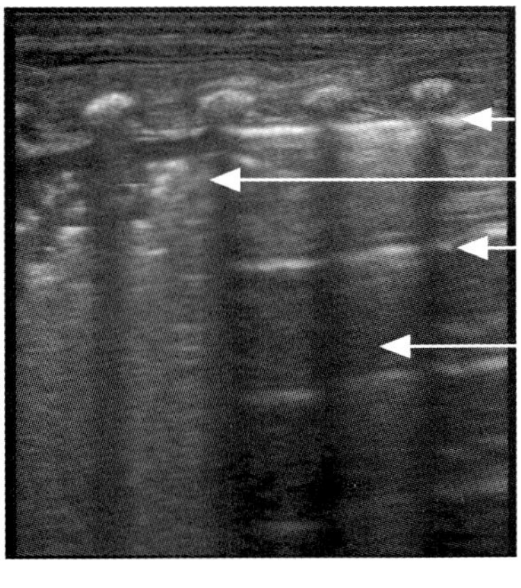

图 10－1　隐匿性肺不张（1）

G_2P_1，胎龄 38^{+4}周，因 MAS 予呼吸机治疗。临床症状、动脉血气分析、呼吸机参数均达传统撤机指征后撤离呼吸机。但撤机后患儿仍呼吸困难，复查胸部 X 线未见明显异常，肺脏超声显示左肺下肺野无异常，但上肺野存在两个肋间的局灶性肺实变伴支气管充气征，提示存在局限性、隐匿性肺不张，为该患儿撤机困难的原因。

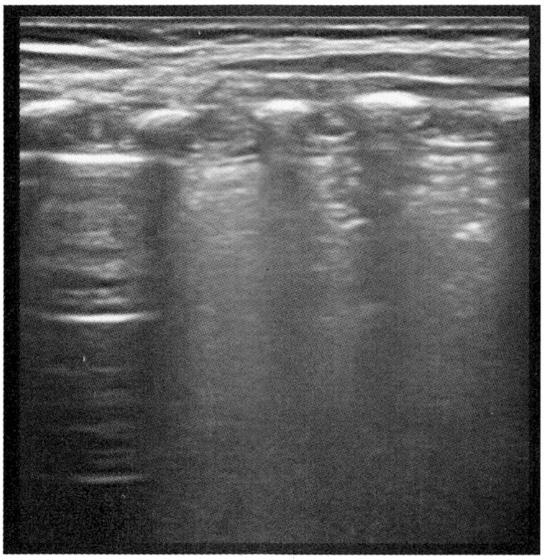

图 10-2 隐匿性肺不张（2）

胎龄 37^{+6} 周，因 RDS 予呼吸机治疗，12 d 后达到传统撤机标准后予撤离呼吸机。但撤机后很快出现呼吸困难而再次上机治疗。肺脏超声显示右侧肺脏仅上肺野超声影像恢复正常，胸膜线与 A 线清晰显示，肺中野呈肺泡-间质综合征改变，肺下野仍存在两个肋间的胸膜下局灶性肺实变伴支气管充气征，提示该侧肺脏并没有完全恢复正常，为该患儿需要继续呼吸支持的原因。

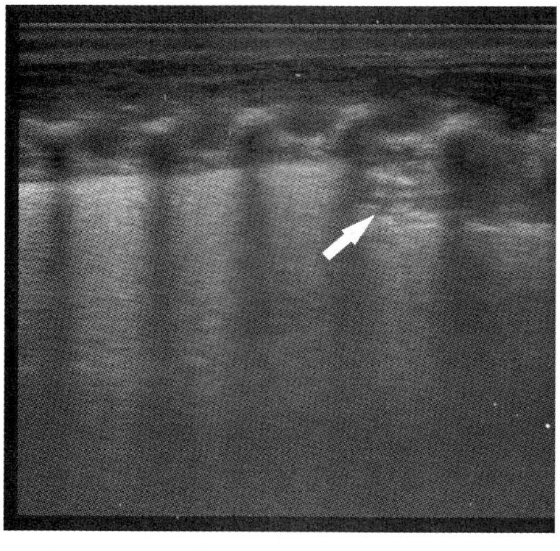

图 10-3 隐匿性肺不张（3）

胎龄 32 周，以 RDS 入院，给予呼吸机治疗，1 周后撤机。但撤机后仍明显呼吸困难，床旁胸部 X 线片未见明显异常。肺脏超声显示一侧肺脏下肺野累及两个肋间的肺实变伴支气管充气征（箭头），提示存在隐匿性肺不张，为该患儿撤机困难的原因。

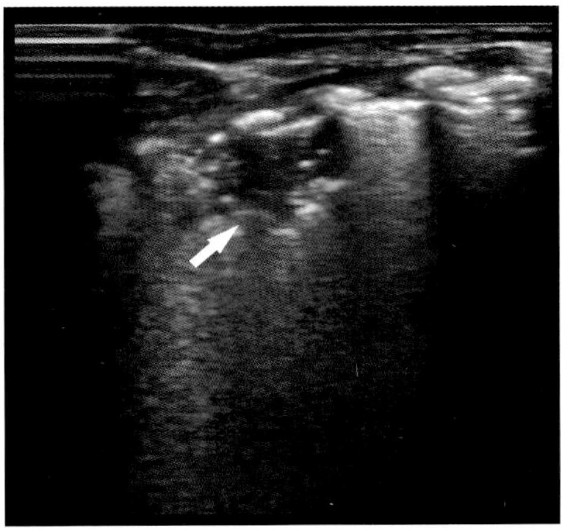

图 10－4 隐匿性肺不张（4）

胎龄 27^{+1}周，自然分娩，出生体重 825 g。出生后因 RDS 给予机械通气治疗，1 周后达撤机指征撤机。但撤机后仍呼吸困难明显，肺脏超声显示一侧肺中野可见累及不足两个肋间的肺实变伴点状支气管充气征（箭头），提示存在局限性、隐匿性肺不张。

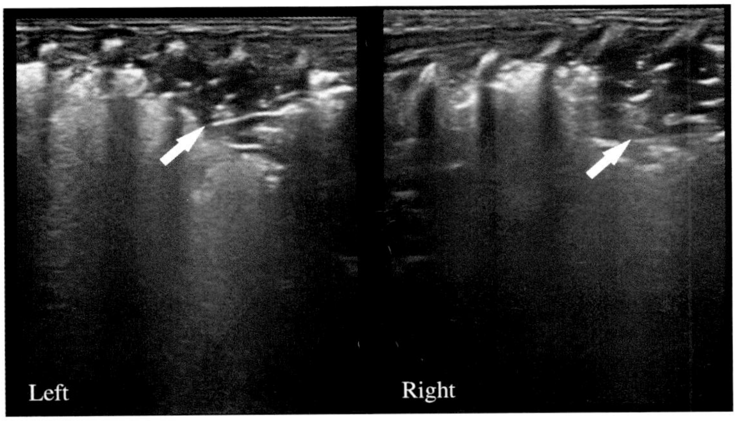

图 10－5 隐匿性肺不张

胎龄 29^{+2}周，自然分娩，出生体重 1 200 g。因 RDS 入院，给予机械通气治疗 21 d 后撤机。但撤机后仍存在明显呼吸困难，给予鼻连续气道正压通气（nasal continuous positive airway pressure，nCPAP）治疗。肺脏超声显示双肺下野均存在两个肋间的肺实变伴平行排列的支气管充气征（箭头），提示存在双侧肺不张。由于范围局限，实变区边缘不规则。隐匿性肺不张为该患儿撤机困难的原因。

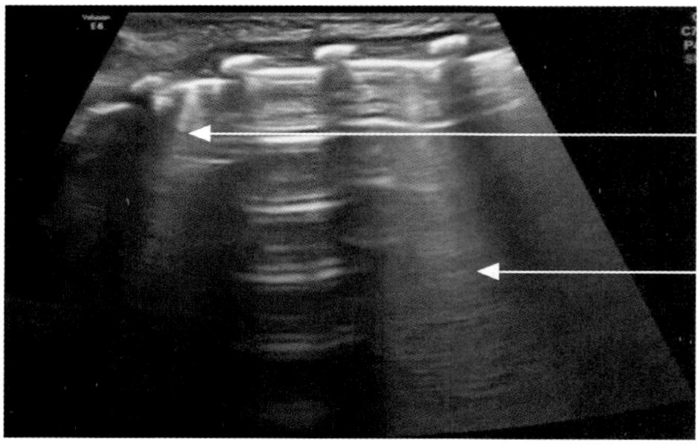

图 10-6　肺水肿

胎龄 39 周，出生体重 3 900 g，因 MAS 给予机械通气治疗，10 d 后达到传统撤机条件后给予撤离呼吸机。但撤机后患儿仍存在呼吸困难，需要再次上机治疗。胸部 X 线检查未见异常，但肺脏超声检查显示双肺附近部分肺组织完全恢复正常，其余肺野可见明显 B 线或 AIS。B 线或 AIS 的存在提示患儿仍存在明显肺水肿，系该患儿撤机困难的原因。

第二节　肺脏超声鉴别长期氧依赖

氧依赖是早产儿尤其是胎龄 <32 周的小早产儿临床上常见的呼吸系统疑难问题。当早产儿或小早产儿对氧的需求超过 28 d 时，常被诊断为新生儿慢性肺疾病（chronic lung disease，CLD）或支气管肺发育不良（bronchopulmonary dysplasia，BPD）。胎龄越小、出生体重越低，疾病发生率越高。通常在早产儿肺发育不成熟的基础上，因 RDS、肺炎、MAS 等疾病需要正压通气和（或）高浓度氧吸入而引起急性肺损伤，进而导致慢性肺损伤和肺功能异常，造成患儿需长期辅助用氧。随早产儿存活率的提高，BPD 的发生率呈逐年增加的趋势，严重影响早产儿的生存质量。

一、氧依赖与支气管肺发育不良

早期由 Northway 等于 1967 年首次报道并命名的 BPD 被认为是经典型 BPD。其主要特点是：①患儿为胎龄和出生体重相对较大的早产儿；②原发肺部疾病为重度 RDS；③长期接受 100% 浓度氧及高吸气峰压机械通气史；④持续对氧依赖超过 28 d；⑤特征性的胸部 X 线改变。近年来，经典、严重的 BPD 已明显减少，代之为一种轻型的 BPD。2000 年 6 月，由美国国家儿童保健和人类发展研究院，国家心脏、肺和血液研究院及少见疾病委员会共同举办了 BPD 专题研讨会，在此会议上达成了用 BPD 替代 CLD 的共识，以与发生在婴儿期的其他慢性肺疾病相区别；同时制定了 BPD 的新定义。根据该定义，任何新生儿，只要对氧依赖（>21%）超过 28 d 均诊断为 BPD。对胎龄 <32 周者，根据校正胎龄 36 周时或出院时对氧的依赖程度分为三度：①轻度，无须用

氧；②中度，需用氧但 $FiO_2 < 30\%$；③重度，需用氧且 $FiO_2 \geq 30\%$，或需要机械通气。如胎龄≥32 周，则根据生后 56 d 或出院时对氧的依赖程度分为轻、中、重度，标准同上。肺部 X 线表现不再作为疾病严重性的评估依据。

但自 2000 年至今，已经过去十几年了，人们对于 BPD 的认识似乎并没有进一步的改变。基于我们的经验及对 BPD 的认识，BPD 应该是单纯的、在各种因素综合作用下引起的新生儿肺发育障碍或发育不良，可与其他疾病如肺部感染等合并存在。但是，如果患儿对氧的依赖仅仅是由于肺部感染、重度动脉导管未闭所致的肺水肿或其他原因时，仍诊断为 BPD 则势必导致诊断的扩大化，并由此带来一系列医疗、护理甚至伦理方面的问题。如有专家报道，近 50% 的 BPD 患儿存在 TORCH 感染，那么，这些所谓的 BPD 患儿是真正的 BPD 还是 BPD 与 TORCH 感染并存，或者根本就不是 BPD 而是单纯的 TORCH 感染呢？如果是后一种情况，则诊断为 BPD 显然是不合适的。我们在临床中还发现，一些原本对氧高度依赖的患儿，当肺部炎症治愈后，氧依赖随之消失，或者当严重未闭动脉导管结扎后，对于呼吸机及氧的依赖不复存在。因此，对于 BPD 的诊断还需进一步研究。

二、肺脏超声对氧依赖的鉴别

近来，我们对 23 例临床诊断为 BPD 的患儿进行了肺脏超声检查，发现 5 例患儿存在不同程度的肺实变（肺不张），2 例呈典型肺炎表现，1 例患儿为严重肺水肿而胸部 X 线检查无 BPD 改变，2 例患儿为 BPD 合并肺不张，即 1/3 以上（8/23 = 34.8%）的患儿不是真正的 BPD，给予这些患儿气管内灌洗及加强肺部物理治疗，待其肺不张恢复或炎症消退、肺水肿吸收后，呼吸困难也随之消失。可见，这些患儿对氧的依赖可能并非由于 BPD 所导致。对两例（8.7%）BPD 合并肺不张的患儿，在给予相应处理后，他们对氧的依赖程度也显著减轻。因此，我们建议：对临床诊断为 BPD 者常规进行肺脏超声动态监测，以排除其他肺部疾病或明确是否存在其他肺部疾病，此不但利于对疾病的认识，也利于对患儿的临床管理与预后改善。

现举例说明超声监测下患儿氧依赖的原因（图 10－7～图 10－11）。

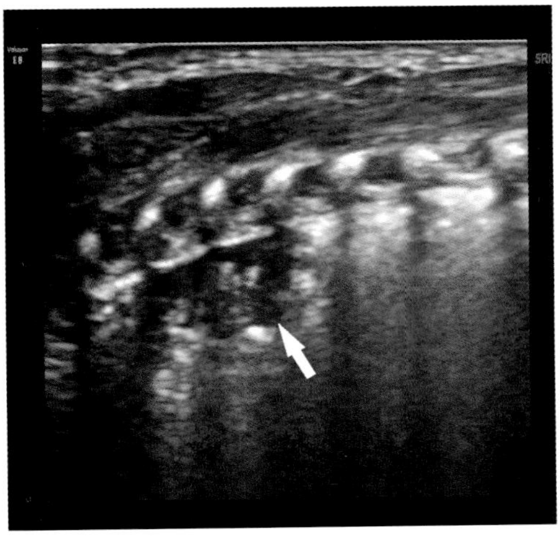

图 10－7　隐匿性肺不张

胎龄 26^{+2} 周，出生体重 900 g，因 RDS 入院，呼吸机治疗 58 d，出生后 3 月余仍需要吸氧，临床诊断为 BPD。出生后 62 d 肺脏超声显示右肺下野两个肋间肺组织实变及支气管充气征（箭头），但胸部 X 线检查未见明显异常，为隐匿性肺不张。

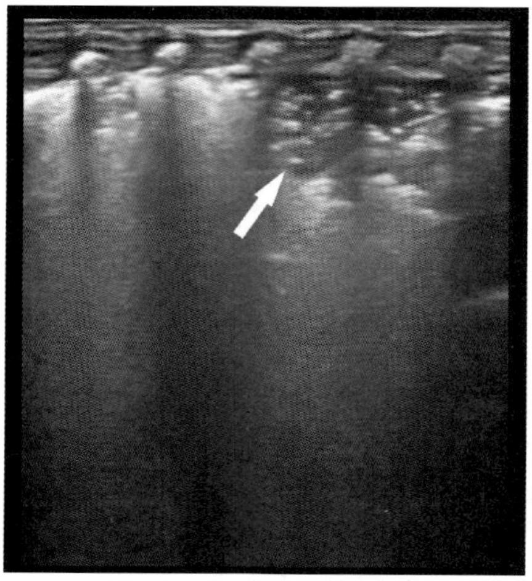

图 10－8　隐匿性肺不张

胎龄 28 周，剖宫产分娩，出生体重 1 050 g，胎膜早破 77 h，诊断为感染性肺炎给予呼吸机治疗，2 周后撤机，但至出生后 45 d 仍需吸氧，胸部 X 线检查未见明显异常，临床诊断为 BPD。肺脏超声显示右肺下野局灶性实变伴支气管充气征，边缘较为清晰，符合肺不张的超声改变，提示存在隐匿性肺不张，为该患儿对氧依赖的原因。

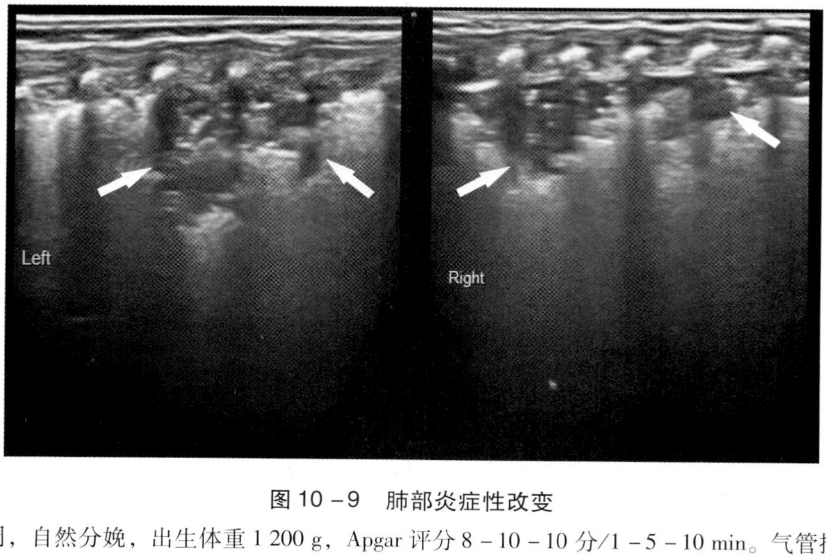

图 10－9　肺部炎症性改变

胎龄 29^{+2} 周，自然分娩，出生体重 1 200 g，Apgar 评分 8－10－10 分/1－5－10 min。气管插管正压通气下转入我院，因 RDS 给予呼吸机治疗。出生后 58 d 仍需氧疗，临床诊断为 BPD。肺脏超声显示双侧肺脏均存在边缘不规则实变影伴支气管充气征（箭头），胸膜线模糊或消失，符合肺炎的超声影像学特点，为该患儿氧依赖的原因。

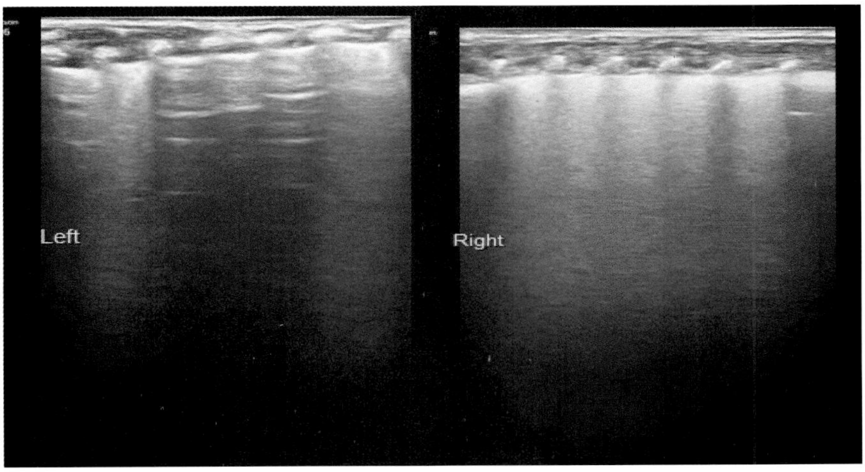

图 10－10　肺水肿

胎龄 27^{+1}周，自然分娩，出生体重 1 000 g。胎膜早破 2 d。出生后无自主呼吸，复苏后出现呼吸困难，入院后诊断为 RDS 而给予相应治疗。出生后 38 d 仍需头罩吸氧，临床诊断为 BPD。肺脏超声显示双肺均呈肺泡－间质综合征改变，右肺程度较重，左肺中野基本正常，提示双侧肺脏存在不同程度的水肿，为该患儿对氧依赖的原因。

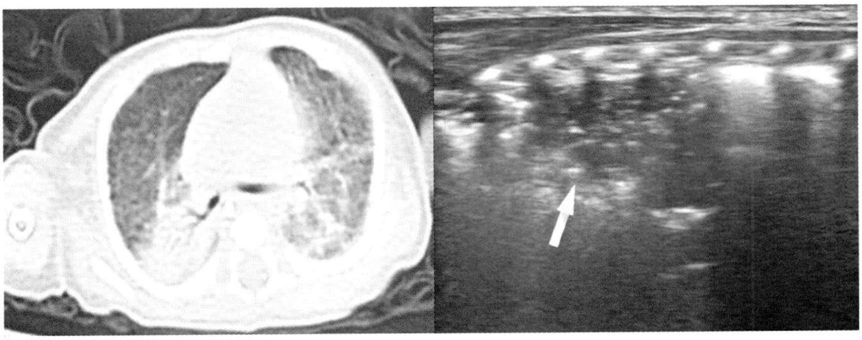

图 10－11　支气管肺发育不良合并肺不张

胎龄 29^{+1}周，出生体重 890 g，因 RDS 入院，生后 5 个月仍不能离氧。床旁超声显示右上肺野肺实变伴支气管充气征（实变区内强回声反射）和支征气管充液征（实变区内树枝状低回声反射），其余肺野呈肺泡－间质综合征改变，胸膜线部分消失。胸部 CT 证实为肺组织纤维化、囊泡化及右上肺实变，为支气管肺发育不良伴肺不张。

附　录　肺脏超声发展简史

了解肺脏超声研究的发展过程，有助于加深对肺脏超声的理解。但由于文献检索可能并不完全、信息阅读量不够全面等原因，此处有关肺脏超声发展历史的介绍可能与实际会有所出入。

经文献检索发现，早在50年前人们即已开始了对肺脏超声的探索，但在1980年之前的20年时间里，只有有限的几篇有关肺脏超声的动物实验方面的文献；在2000年之前的20年时间里，开始了肺脏超声的临床探索，但文献量也很有限；肺脏超声真正在临床上应用只是近10年的事情。

为便于理解，我们把人们对肺脏超声的研究、发展历史分为以下几个阶段。

一、动物实验阶段（1961—1980年）

1961年：美国Illinois大学学者Dunn和Fry在国际上率先研究了超声波在新鲜离体狗肺组织中吸收和反射的情况，发现每单位长度正常肺组织声波振幅吸收系数（absorption coefficient）为4.7 cm，而病变（炎症）肺组织的吸收系数较正常肺组织约低25%。该研究开创了肺脏超声研究的先河[1]。

1970年：波兰学者Majewski和Jankowiak研究了超声波对豚鼠肺组织学的影响和豚鼠肺组织的光化学特性[2]。

1974年：美国Illinois大学学者Dunn、Pennsylvania大学学者Bauld和Schwan等分别研究了不同频率的超声波在肺组织中的传播速度、衰减和反射等特性，发现超声波衰减的程度取决于肺充气扩张的程度（即与肺组织含气量相关），并随频率的变化而变化；衰减系数与频率呈正相关，与肺组织充气程度关系不密切[3,4]。

二、临床探索阶段（1981—2000年）

1982年：美国Temple医科大学学者Ziskin等首次给一位外伤患者进行肺脏超声检查时，描述了彗星尾征（comet tail）的征象，认为是一种混响伪像（reverberation artifact）[5]。

1983年：美国学者Thickman等进一步描述了彗星尾征的产生机制及超声表现，认为超声下彗星尾征的不同表现与检查对象和周围组织之间的声阻抗有关，为超声在肺脏疾病中的应用奠定了基础[6]。

1986年：前苏联学者Sergeev等使用低频超声诊断肺脓肿，描述了肺脓肿的超声表现[7]。

1987年：美国学者Wernecke等首先研究了肺脏超声对气胸的诊断价值，发现肺滑与彗星尾征消失对气胸的诊断具有决定性价值[8]。

1990 年：匈牙利学者 Fraknoi 等通过腹部超声诊断一例先天性多发性肺囊肿，并经胸部 X 线检查证实[9]。

1995 年：法国学者 Lichtenstein 等发现肺点（lung point）对诊断气胸的敏感性为 95.3%、特异性为 91.1%，阴性预测值为 100%[10]。

1997 年：法国学者 Lichtenstein 等证实彗星尾征是肺水肿的征象之一，对肺水肿的诊断具有重要价值[11]。2005 年，意大利学者 Agricola 等发现彗星尾的数量与血管外肺水含量、肺动脉楔压、放射线下肺水含量评分等均呈显著正相关[12]。

2000 年：法国学者 Lichtenstein 等进一步证实了肺脏超声对气胸的诊断价值，确认肺点是气胸的特异性超声征象[13]。

三、临床应用阶段（2001 年至今）

2000 年以后，肺脏超声在临床上获得了大规模应用，在各种肺疾病诊断研究中的应用越来越广泛。

2003 年：法国学者 Lichtenstein 等描述了“肺搏动”的超声影像学特点及意义[14]。

2004 年：法国学者 Lichtenstein 等描述了“肺实变”的超声影像学特征及意义[15]。

2004—2010 年：肺脏超声在诊断成人和儿童肺不张、预测支气管肺发育不良、评价和诊断肺水肿、评价患者呼吸困难的原因和急性呼吸窘迫综合征与急性肺损伤、诊断气胸和感染性肺炎、监护病房内重症患者肺脏疾病的筛查与检查等方面获得了广泛应用。2010 年以后，肺脏超声的发展尤为迅速，已经形成了在重症监护病房内开展床边超声的建议与指南性文件[12,16-22]。

2012 年：达成肺脏超声国际共识。在国际肺脏超声联合会（International Liaison Committee on Lung Ultrasound，ILC-LUS）的主持下，来自意大利、美国、法国、德国、奥地利、加拿大等 6 个国家的 30 余位专家，达成了建立在循证医学基础上的肺脏疾病超声诊断国际共识[22]。该共识不但认为肺脏超声可准确诊断上述疾病，而且认为肺脏超声在对气胸、肺水肿、肺实变、胸腔积液等的诊断上，要比传统胸部 X 线具有更高的准确性和敏感性。

四、新生儿肺脏超声的开展

2006 年：波兰学者 Bober 等开展了真正意义上的新生儿呼吸窘迫综合征肺脏超声诊断，发现了超声下的肺实变征象对 RDS 的诊断价值[23]。

2007 年：意大利学者 Cattarossi 等报道了肺脏超声在诊断新生儿暂时性呼吸增快症（湿肺）方面的应用，发现了双肺点对该病的诊断价值[24]。

2008 年：意大利学者 Cattarossi 等进一步研究了肺脏超声诊断新生儿 RDS 的价值，证实肺脏超声诊断 RDS 敏感性与特异性均高[25]。

2011 年：在意大利 San antonio 医院，肺脏超声已经替代胸部 X 线而成为新生儿肺疾病的首选检查诊断手段[26]。

2012 年：北京军区总医院附属八一儿童医院在国内率先开展了新生儿肺脏超声，研究了正常新生儿肺脏超声及常见肺脏疾病的超声影像学特点[27,28]。

附录参考文献

[1] Dunn F, Fry W J. Ultrasonic absorption and reflection by lung tissue. Phys Med Biol 1961, 5 (4): 401 - 410.

[2] Majewski C, Jankowiak J. Effect of ultrasounds on the lungs of guinea pigs in the light of histological and histochemical studies. Pol Tyg Lek, 1970, 25 (40): 1 500 - 1 502.

[3] Dunn F. Attenuation and speed of ultrasound in lung. J Acoust Soc Am, 1974, 56 (5): 1 638 - 1 639.

[4] Bauld T J, Schwan H P. Attenuation and reflection of ultrasound in canine lung tissue. J Acoust Soc Am, 1974, 56 (5): 1 630 - 1 637.

[5] Ziskin M C, Thickman D I, Goldenberg N J, et al. The comet tail artifact. JUM, 1982, 1: 1 - 7.

[6] Thickman D I, Ziskin M C, Goldenberg N J, et al. Clinical manifestations of the comet tail artifact. JUM, 1983, 2 (5): 225 - 230.

[7] Sergeev V M, Esipova I K, Manzhos P I, et al. Low - frequency ultrasound in the treatment of acute and chronic suppurative diseases of the lungs and pleura in children. Vestn Khir Im I I Grek, 1986, 137 (8): 75 - 80.

[8] Wernecke K, Galanski M, Peters P E, et al. Pneumothorax: evaluation by ultrasound - preliminary results. J Thorac Imaging. 1987, 2 (2): 76 - 78.

[9] Fraknói R, Maros T, Balázs M. Polycystic lung in an adult diagnosed by ultrasound. Orv Hetil, 1990, 131 (13): 701 - 703.

[10] Lichtenstein D A, Menu Y. A bedside ultrasound sign ruling out pneumothorax in the critically ill. Lung sliding. Chest, 1995, 108 (5): 1 345 - 1 348.

[11] Lichtenstein D, Mezière G, Biderman P, et al. The comet - tail Artifact. An ultrasound sign of alveolar - interstitial syndrome. Am J Respir Crit Care Med, 1997, 156 (5): 1 640 - 1 646.

[12] Agricola E, Bove T, Oppizzi M, et al. "Ultrasound comet - tail images": a marker of pulmonary edema: a comparative study with wedge pressure and extravascular lung water. Chest, 2005, 127 (5): 1 690 - 1 695.

[13] Lichtenstein D, Mezière G, Biderman P et al. The "lung point": an ultrasound sign specific to pneumothorax. Intensive Care Med, 2000, 26 (10): 1 434 - 1 440.

[14] Lichtenstein D A, Lascols N, Prin S, et al. The "lung pulse": an early ultrasound sign of complete atelectasis. Intensive Care Med, 2003, 29 (12): 2 187 - 2 192.

[15] Lichtenstein D A, Lascols N, Mezière G, et al. Ultrasound diagnosis of alveolar consolidation in the critically ill. Intensive Care Med, 2004, 30 (2): 276 - 281.

[16] Pieper C H, Smith J, Brand E J. The value of ultrasound examination of the lungs in predicting bronchopulmonary dysplasia. Pediatr Radiol, 2004; 34 (3): 227 - 231.

[17] Rajan G R. Ultrasound lung comets: a clinically useful sign in acute respiratory distress syndrome/acute lung injury. Crit Care Med, 2007, 35 (12): 2 869 - 2 870.

[18] Arbelot C, Ferrari F, Bouhemad B, et al. Lung ultrasound in acute respiratory distress syndrome and acute lung injury. Curr Opin Crit Care, 2008, 14 (1): 70 - 74.

[19] Elia F, Ferrari G, Molino P, et al. Lung ultrasound in post procedural pneumothorax. AcadEmerg Med, 2010, 17 (7): e81 - 92.

[20] Lichtenstein D A. Ultrasound examination of the lungs in the intensive care unit. Pediatr Crit Care Med, 2009, 10 (6): 693 - 698.

[21] Soldati G, Sher S. Bedside lung ultrasound in critical care practice. Minerva Anestesiol, 2009, 75 (9): 509 - 517.

[22] Volpicelli G, Elbarbary M, Blaivas M, et al. International evidence - based recommendations for point - of - care lung ultrasound. Intensive Care Med, 2012, 38 (4): 577 - 591.

[23] Bober K, Swietliński J. Diagnostic utility of ultrasonographyfor respiratory distress syndrome in neonates. Med Sci Monit, 2006, 12 (10): CR440 - 446.

[24] Copetti R, Cattarossi L. The "double lung point": an ultrasound sign diagnostic of transient tachypnea of the newborn. Neonatology, 2007, 91 (3): 203 - 209.

[25] Copetti R, Cattarossi L, Macagno F, et al. Lung ultrasound in respiratory distress syndrome: a useful tool for early diagnosis. Neonatology, 2008, 94 (1): 52 - 59.

[26] Cattarossi L, Copetti R, Poskurica B. Radiation exposure early in life can be reduced by lung ultrasound. Chest, 2011, 139 (3): 730 - 731.

[27] 刘敬，曹海英，李静雅，等，新生儿肺部疾病的超声诊断，中华围产医学杂志，2013；16（1）；51 - 56.

[28] 刘敬，曹海英，刘颖．肺脏超声对新生儿呼吸窘迫综合征的诊断价值，中华儿科杂志，2013；51（3）：205 - 210.

参考文献

[1] Zechner P M, Seibel A, Aichinger G, et al. Lung ultrasound in acute and critical care medicine. Anaesthesist, 2012, 61 (7): 608 -617.

[2] Reissig A, Gramegna A, Aliberti S. The role of lung ultrasound in the diagnosis and follow - up of community - acquired pneumonia. Eur J Intern Med, 2012, 23 (5): 391 -397.

[3] Dexheimer Neto FL, Dalcin Pde T, Teixeira C, et al. Lung ultrasound in critically ill patients: a new diagnostic tool. J Bras Pneumol, 2012, 38 (2): 246 -256.

[4] Caiulo V A, Gargani L, Caiulo S, et al. Lung ultrasound in bronchiolitis: comparison withchest X - ray. Eur J Pediatr, 2011, 170 (11): 1427 -1433.

[5] Elia F, Verhovez A, Molino P, et al. Lung ultrasound in the reexpansion of pulmonary atelectasis. Intern Emerg Med, 2011, 6 (5): 461 -463.

[6] Santuz P, Bonetti P, Serra A, et al. Ultrasound - guided lung recruitment in a young infant with ARDS. Paediatr Anaesth, 2010, 20 (9): 895 -896.

[7] Barillari A, Fioretti M. Lung ultrasound: a new tool for the emergency physician. Intern Emerg Med, 2010, 5 (4): 335 -340.

[8] Colmenero M, Garcia - Delgado M, Navarrete I, et al. Utility of the lung ultrasound in the intensive medicine unit. Med Intensiva, 2010, 34 (9): 620 -628.

[9] Cattarossi L, Copetti R, Poskurica B. Radiation exposure early in life can be reduced by lung ultrasound. Chest, 2011, 139 (3): 730 -731.

[10] Cattarossi L, Copetti R, Macagno F, et al. Lung ultrasound in respiratory distress syndrome: a useful tool for early diagnosis. Neonatology, 2008, 94 (1): 52 -59.

[11] Copetti R, Cattarossi L. The "double lung point": an ultrasound sign diagnostic of transient tachypnea of the newborn. Neonatology, 2007, 91 (3): 203 -209.

[12] Dexheimer Neto FL, Dalcin Pde T, Teixeira C, et al. Lung ultrasound in critically ill patients: a new diagnostic tool. J Bras Pneumol, 2012, 38 (2): 246 -256.

[13] Copetti R, Soldati G, Copetti P. Chest sonography: a useful tool to differentiate acute cardiogenic pulmonary edema from acute respiratory distress syndrome. Cardiovascular Ultrasound, 2008, 6: 16.

[14] Soldati G, Copetti R, Sher S. Sonographic interstitial syndrome: the sound of lung water. J Ultrasound Med, 2009, 28 (2): 163 -174.

[15] Elia F, Ferrari G, Molino P, et al. Lung ultrasound in postprocedural pneumothorax. Acad Emerg Med, 2010, 17 (7): e81 -82.

[16] Cortellaro F, Colombo S, Coen D, et al. Lung ultrasound is an accurate diagnosis tool for the diagnosis of pneumonia in the emergency department. Emerg Med J, 2012, 29 (1): 19 -23.

[17] Blaivas M. Lung ultrasound in evaluation of pneumonia. J Ultrasound Med, 2012, 31 (6): 823 -826.

[18] Soldati G, Testa A, Sher S, et al. Occult traumatic pneumothorax: diagnostic accuracy of lung ultrasonography in the emergency department. Chest, 2008, 133 (1): 204 -211.

[19] Volpicelli G. Sonographic diagnosis of pneumothorax. Intensive Care Med, 2011, 37 (2): 224 -232.

[20] Lichtenstein D, Meziere G, Seitz J. The dynamic air bronchogram: a lung ultrasound sign of alveolar consolidation ruling out atelectasis. Chest, 2009, 135 (6), 1 421 -1 425.

[21] Xirouchaki N, Magkanas E, Vaporidi K, et al. Lung ultrasound in critically ill patients: comparison with bedside chest radiography. Intensive Care Med, 2011, 37 (9): 1 488 -1 493.

[22] Volpicelli G, Elbarbary M, Blaivas M, et al. International evidence - based recommendations for point - of - care lung ultrasound. Intensive Care Med, 2012, 38 (4): 577 -591.

[23] Caiulo V A, Gargani L, Caiulo S, et al. Lung ultrasound characteristics of community - acquired pneumonia in hospitalized children. Pediatr Pulmonol, 2013, 48 (3): 280 -287.

[24] Smith - Bindman R. Is computed tomography safe? N Engl J Med. 2010, 363 (1): 1 -4.

[25] Volpicelli G. Lung sonography. J Ultrasound Med, 2013, 32 (1): 165 -171.

[26] Baldi G, Gargani L, Abramo A, et al. Lung water assessment by lung ultrasonographyin intensive care: a pilot study. Intensive Care Med, 2013, 39 (1): 74 -84.

[27] Caiulo V A, Gargani L, Caiulo S, et al. Usefulness of lung ultrasound in a newborn with pulmonary atelectasis. Pediatr Med Chir, 2011, 33 (5 -6): 253 -255.

[28] Rouby J J, Arbelot C, Brisson H, et al. Measurement of alveolar recruitment at the bedside: the beginning of a new era in respiratory monitoring? Respir Care, 2013, 58 (3): 539 -542.

[29] Sweet D G, Carnielli V, Greisen G, et al. European consensus guidelines on the management of neonatal respiratory distress syndrome in preterm infants - 2010 update. Neonatology, 2010, 97: 402 -417.

[30] Bouziri A, Ben Slima S, Hamdi A, et al. Acute respiratory distress syndrome in in-

fants at term and near term about 23 cases. Tunis Med, 2007, 85 (10): 874 –879.
[31] Berthelot – Ricou A, Lacroze V, Courbiere B, et al. Respiratory distress syndrome after elective caesarean sectioninnear term infants: a five year cohort study. J Matern Fetal Neonatal Med, 2013; 26: 176 –182.
[32] Liu J, Shi Y, Dong J Y, et al. Clinical characteristics, diagnosis and management of respiratory distress syndrome in full – term neonates. Chin Med J, 2010, 123 (19): 2 640 –2 644.
[33] Farchi S, Di Lallo D, Polo A, et al. Timing of repeat elective caesarean delivery and neonatal respiratory outcomes. Arch Dis Child Fetal Neonatal Ed, 2010, 95 (1): F786.
[34] Robinson C J, Villers M S, Johnson D D, et al. Timing of elective repeat cesarean delivery at term and neonatal outcomes: a cost analysis. Am J Obstet Gynecol 2010, 202 (6): 632. e1 –6.
[35] Sweeney R M, Fischer H, McAuley D F. Nasal potential difference to detect Na^+ channel dysfunction in acute lung injury. Am J Physiol Lung Cell Mol Physiol, 2011, 300 (3): L305 – L318.
[36] Townsend E A, Miller V M, Prakash Y S. Sex differences and sex steroids in lung health and disease. Endocr Rev, 2012, 33 (1): 1 –47.
[37] Bresson E, Seaborn T, Côté M, et al. Gene expression profile of androgen modulated genes in the murine fetal developing lung. Reprod Biol Endocrinol, 2010, 8: 2.
[38] Seaborn T, Simard M, Provost P R, et al. Sex hormone metabolism in lung development and maturation. Trends Endocrinol Metab, 2010, 21 (12): 729 –738.
[39] Garcia – Laorden M I, Rodriguez de Castro F, Solé – Violán J, et al. Influence of genetic variability at the surfactant proteins A and D in community – acquired pneumonia: a prospective, observational, genetic study. Crit Care, 2011, 15 (1): R57.
[40] Danhaive O, Peca D, Boldrini R, et al. SurfactantproteinC (SP – C) rare and common genetic variants in children and adults with unexplained diffuse lung disease. Am. J Respir Crit Care Med, 2012, 185: A5 166.
[41] Dahmer M K, O'cain P, Patwari P P, et al. The influence of genetic variation in surfactant protein B on severe lung injury in African American children. Crit Care Med, 2011, 39 (5): 1 138 –1 144.
[42] Ryckman K K, Dagle J M, Kelsey K, et al. Genetic associations of surfactant protein D and angiotensin – converting enzyme with lung disease in preterm neonates. J Perinatol, 2012, 32 (5): 349 –355.
[43] Nkadi P O, Merritt T A, Pillers D A. An overview of pulmonary surfactant in the neonate: genetics, metabolism, and the role of surfactant in health and disease. Mol Genet Metab 2009, 97 (2): 95 –101.
[44] ARDS Definition Task Force, Ranieri V M, Rubenfeld GD, et al. Acute respiratory

distress syndrome: the Berlin Definition. JAMA, 2012, 307 (23): 2 526 -2 533.
[45] Moroz V, Goloubev A, Kuzovlev A N. Acute respiratory distress - syndrome: new classification. 28th Annual Symposium: clinical update in anesthesiology, surgery and perioperative medicine. New York, USA, 2010, 99.
[46] Gitto E, Pellegrino S, Aversa S, et al. Oxidative stress and persistent pulmonary hypertension of the newborn treated with inhaled nitric oxide and different oxygen concentrations. J Matern Fetal Neonatal Med, 2012, 25 (9): 1 723 -1 726.
[47] Spillers J. PPHN: Is sildenafil the new nitric? A review of the literature. Adv Neonatal Care, 2010, 10 (2): 69 -74.
[48] Stefanidis K, Dimopoulos S, Tripodaki E S, et al. Lung sonography and recruitment in patients with early acute respiratory distress syndrome: a pilot study. Crit Care, 2011, 15 (4): R185.
[49] Abu - Shaweesh J M. Respiratory disorders in preterm and term infants//Martin R J, Fanaroff A A, Walsh M C. Fanaroff and Martin's Neonatal - Perinatal Medicine, 9th ed. Louisiana: Elsevier Mosby, 2011: 1 141 -1 170.
[50] 刘敬，曹海英．新生儿肺部疾病的超声诊断．中华围产医学杂志，2012，15 (12)：753 -756.
[51] 刘敬，曹海英，李静雅，等．新生儿肺部疾病的超声诊断．中华围产医学杂志，2013，16 (1)：51 -56.
[52] 刘敬，曹海英，刘颖．肺脏超声对新生儿呼吸窘迫综合征的诊断价值．中华儿科杂志，2013，51 (3)：205 -210.
[53] 刘敬，曹海英，王华伟，等．肺脏超声诊断新生儿暂时性呼吸增快症．中华实用儿科临床杂志，2013，28 (11)：846 -849.
[54] 刘敬，刘颖，王华伟，等．肺脏超声对新生儿肺不张的诊断价值．中华儿科杂志，2013，51 (9)：715 -719.

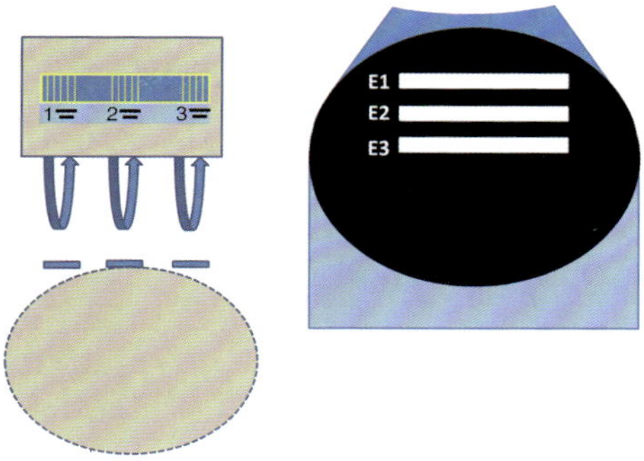

图 2-4

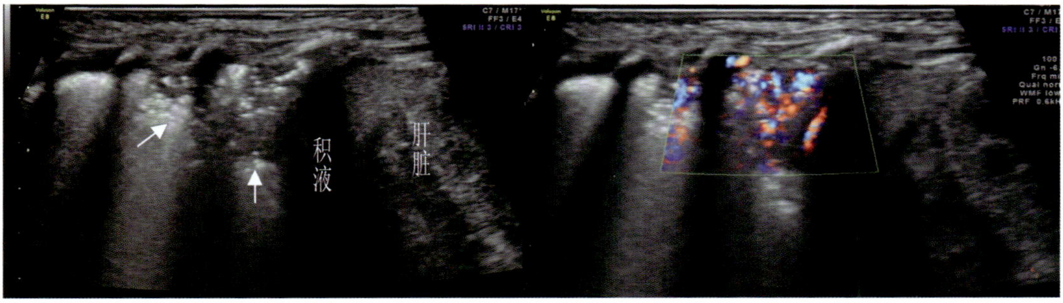

图 4-17

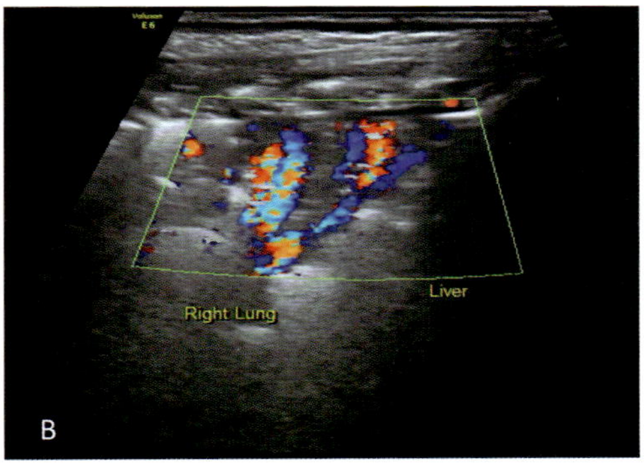

图 7-3B

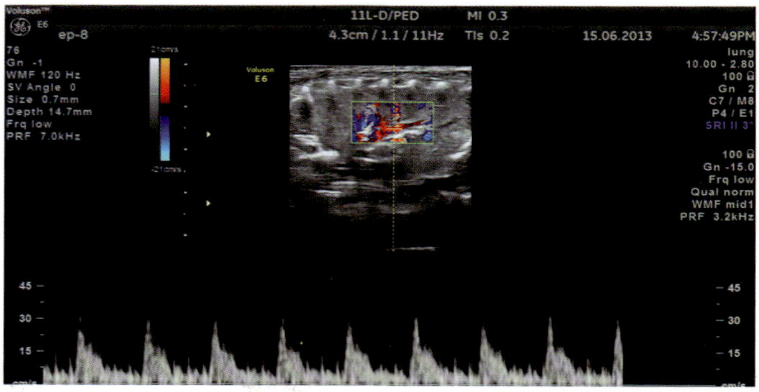
11L-D/PED
MI 0.3
ep-8
4.3cm / 1.1 / 11Hz
TIs 0.2
15.06.2013
4:57:49PM
lung
10.00 - 2.80
PRF 7.0kHz
PRF 3.2kHz

图 8-5

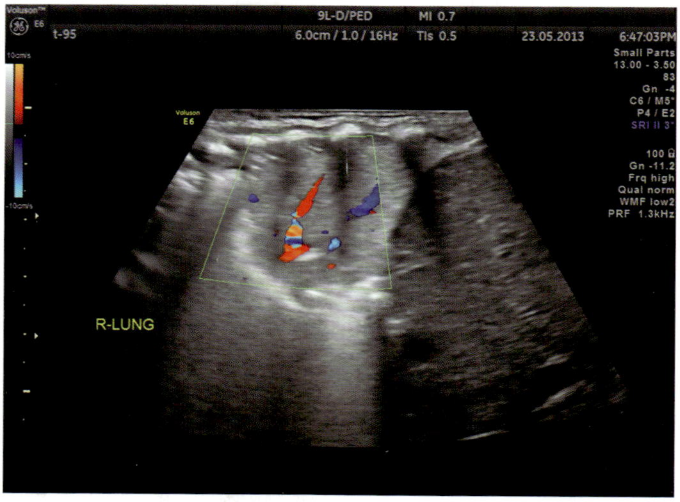
9L-D/PED
MI 0.7
t-95
6.0cm / 1.0 / 16Hz
TIs 0.5
23.05.2013
6:47:03PM
Small Parts
13.00 - 3.50
PRF 1.3kHz
R-LUNG

图 8-6